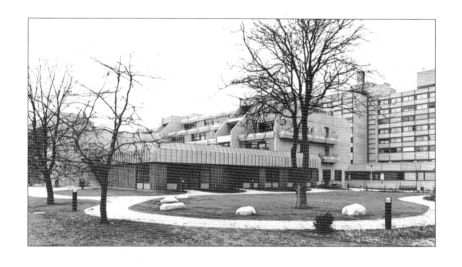

Die Reihe **duphar** *med communication* wird herausgegeben von Wolfgang Wagner und Ulrike Evers, Hannover.

Vorwort

Die Gestaltung des Symposions im November 1992 in Erlangen spiegelte den Versuch wider, in der Zusammenstellung des Programms und angesichts der derzeitigen Vielfalt der verschiedenen Untersuchungsergebnisse, Befunde, Theorien und Hypothesen über Depressionen eine Haltung zu vertreten, die sich immer wieder nach dem Gemeinsamen und Verbindenden zu suchen bemüht. In dieser Haltung stehen wir in der Tradition eines großen Forschers, Hans-Jörg Weitbrecht, der seine Arbeit in ganz besonderer Weise den Zyklothymien und den depressiven Verstimmungen gewidmet hat.

Aus diesem Grunde enthält der jetzt vorgelegte Band ebenso Beiträge zur Neurobiologie wie zur Psychopathologie der Depression, Beiträge zu depressiven Verstimmungen in den verschiedenen Altersstufen, Fragen nach anthropologischen Problemen depressiven Krankseins und therapeutischen Ansätzen sowohl unter psychoanalytischen, kognitiv-verhaltenstherapeutischen und psychopharmakologischen Aspekten.

Die einzelnen Beiträge, auch wenn sie verschiedenen Untersuchungsansätzen und Denkrichtungen entstammen, ergänzen einander.

Das tiefe Interesse, das dem Thema des Symposions entgegengebracht wurde, zeigte sich in der überraschend großen Zahl der Teilnehmer und den lebhaften Diskussionen.

Wir wünschen, daß auch dieser Band seine interessierten Leser findet.

Erlangen, E. LUNGERSHAUSEN · P. JORASCHKY · A. BAROCKA
im August 1993

Inhalt

Autoren

BAROCKA, ARND, Prof. Dr. med.
Ltd. Oberarzt, Psychiatrische Klinik mit Poliklinik
der Universität Erlangen-Nürnberg,
Schwabachanlage 6, 91054 Erlangen

DEMLING, JOACHIM, PD Dr. med.
Oberarzt, Psychiatrische Klinik mit Poliklinik
der Universität Erlangen-Nürnberg,
Schwabachanlage 6, 91054 Erlangen

EMRICH, HINDERK M., Prof. Dr. med.
Direktor der Abteilung für Klinische Psychiatrie,
Medizinische Hochschule Hannover,
Konstanty-Gutschow-Str. 8, 30625 Hannover

HAUTZINGER, MARTIN, Prof. Dr. phil. Dipl.-Psych.
Leiter der Abteilung Klinische Psychologie des Psychologischen Instituts
der Johannes-Gutenberg-Universität Mainz,
Staudingerweg 9, 55128 Mainz

HEIMANN, HANS, Prof. Dr. med.
Em. Direktor, Psychiatrische Universitätsklinik Tübingen,
Osianderstr. 22, 72076 Tübingen

HÖFLICH, GEREON, Dr. med.
Oberarzt, Universitäts-Nervenklinik und Poliklinik Bonn – Psychiatrie –,
Sigmund-Freud-Str. 25, 53105 Bonn

JORASCHKY, PETER, Prof. Dr. med.
Leiter der Abteilung Psychosomatische Medizin und Psychotherapie in der
Psychiatrischen Klinik mit Poliklinik der Universität Erlangen-Nürnberg,
Schwabachanlage 6, 91054 Erlangen

KASPER, SIEGFRIED, PD Dr. med.
Leitender Oberarzt, Universitäts-Nervenklinik
und Poliklinik Bonn – Psychiatrie –,
Sigmund-Freud-Str. 25, 53105 Bonn

LUNGERSHAUSEN, EBERHARD, Prof. Dr. med.
Direktor, Psychiatrische Klinik mit Poliklinik
der Universität Erlangen-Nürnberg,
Schwabachanlage 6, 91054 Erlangen

MÖLLER, HANS-JÜRGEN, Prof. Dr. med.
Direktor, Universitäts-Nervenklinik und Poliklinik Bonn – Psychiatrie –,
Sigmund-Freud-Str. 25, 53105 Bonn

PAYK, THEO R., Prof. Dr. med. Dr. phil.
Ärztlicher Leiter, Zentrum für Psychiatrie der Ruhr-Universität Bochum,
Alexandrinenstr. 1–3, 44791 Bochum

REMSCHMIDT, HELMUT, Prof. Dr. med. Dr. phil.
Direktor, Klinik für Kinder- u. Jugendpsychiatrie der Philipps-Universität,
Hans-Sachs-Str. 6, 35039 Marburg-Lahn

SCHOLL, HANS-PETER, Dr. med.
Oberarzt, Universitäts-Nervenklinik und Poliklinik Bonn – Psychiatrie –,
Sigmund-Freud-Str. 25, 53105 Bonn

UEBELHACK, RALF, Prof. Dr. sc. med.
Medizinische Fakultät (Charité) der Humboldt-Universität zu Berlin,
Psychiatrische Klinik,
Schumannstr. 20/21, 10098 Berlin

WURMSER, LÉON, Prof. M.D.
904 Crestwick Road, USA-Towson, MD 21286

Diskutanten

BAROCKA, ARND, Prof. Dr. med.
Ltd. Oberarzt, Psychiatrische Klinik mit Poliklinik
der Universität Erlangen-Nürnberg,
Schwabachanlage 6, 91054 Erlangen

CHARIS, CHRISTAKIS
Assistenzarzt, Psychiatrisches Krankenhaus
Austr. 40, 55758 Herborn

DEMLING, JOACHIM, PD Dr. med.
Oberarzt, Psychiatrische Klinik mit Poliklinik
der Universität Erlangen-Nürnberg,
Schwabachanlage 6, 91054 Erlangen

EMRICH, HINDERK M., Prof. Dr. med.
Direktor der Abteilung für Klinische Psychiatrie, Medizinische Hochschule
Hannover,
Konstanty-Gutschow-Str. 8, 30625 Hannover

GRÖZINGER, MICHAEL, Dr. med.
Lange Rötter Str. 54, 68167 Mannheim

HAUTZINGER, MARTIN, Prof. Dr. phil. Dipl.-Psych.
Leiter der Abteilung Klinische Psychologie des Psychologischen Instituts der
Johannes-Gutenberg-Universität Mainz,
Staudingerweg 9, 55128 Mainz

HEIMANN, HANS, Prof. Dr. med.
Em. Direktor, Psychiatrische Universitätsklinik Tübingen,
Osianderstr. 22, 72076 Tübingen

HERMLE, LEO, Dr. med.
Chefarzt, Christophsbad,
Faurndauer Str. 16–28, 73035 Göppingen

JORASCHKY, PETER, Prof. Dr. med.
Leiter der Abteilung für Psychosomatische Medizin und Psychotherapie in
der Psychiatrischen Klinik mit Poliklinik der Universität Erlangen-Nürnberg,
Schwabachanlage 6, 91054 Erlangen

KASCHKA, WOLFGANG P., Prof. Dr. med.
Ltd. Oberarzt, Psychiatrische Klinik mit Poliklinik
der Universität Erlangen-Nürnberg,
Schwabachanlage 6, 91054 Erlangen

KASPER, SIEGFRIED, PD Dr. med.
Leitender Oberarzt, Universitäts-Nervenklinik
und Poliklinik Bonn
– Psychiatrie –,
Sigmund-Freud-Str. 25, 53105 Bonn

KREINER, ROLAND, Dr. med.
Oberarzt, Psychiatrische Klinik,
Fetscherstr. 74, 01307 Dresden

LUNGERSHAUSEN, EBERHARD, Prof. Dr. med.
Direktor, Psychiatrische Klinik mit Poliklinik
der Universität Erlangen-Nürnberg,
Schwabachanlage 6, 91054 Erlangen

MALZACHER, VOLKER, Dr. med.
Assistenzarzt, Neurologische Abteilung des Städtischen Krankenhauses
Sindelfingen,
Arthur-Gruber-Str. 70, 71065 Sindelfingen

PAYK, THEO R., Prof. Dr. med. Dr. phil.
Ärztlicher Leiter, Zentrum für Psychiatrie der Ruhr-Universität Bochum,
Alexandrinenstr. 1–3, 44791 Bochum

REMSCHMIDT, HELMUT, Prof. Dr. med. Dr. phil.
Direktor, Klinik für Kinder- u. Jugendpsychiatrie der Philipps-Universität,
Hans-Sachs-Str. 6, 35039 Marburg-Lahn

SPAEMANN, CHRISTIAN, Dr. med.
Assistenzarzt, Psychiatrische Klinik der TU München,
Ismaninger Str. 22, 81675 München

UEBELHACK, RALF, Prof. Dr. sc. med.
Medizinische Fakultät (Charité) der Humboldt-Universität zu Berlin,
Psychiatrische Klinik,
Schumannstr. 20/21, 10098 Berlin

WURMSER, LÉON, Prof. M.D.
904 Crestwick Road, USA-Towson, MD 21286

Neurobiologie der Depression

HINDERK M. EMRICH

Einleitung

Die Evolutionspsychobiologie der Gegenwart hat in den vergangenen Jahren eine Reihe von Befunden erarbeitet, die dafür sprechen, daß psychopathologische Syndrome nicht einfach als Defektbildungen im Bereich des psychischen Geschehens anzusehen sind, sondern daß die evolutive Entstehung all dieser psychischen Auffälligkeiten einen gewissen Selektionsvorteil mit sich brachte, und daß psychische Krankheiten letztlich Übersteigerungsformen derartiger normaler psychischer Strukturen darstellen, eine Hypothese, die bereits Kurt Schneider (1923) im Sinne seines Kontinuitätsmodells affektiver Störungen formulierte. Depression könnte in diesem Sinne – wie später eingehend ausgeführt werden wird – als ein Zustand mangelnder Reagibilität auf aversive bzw. wertebilanzmäßig negative Stimuli interpretiert werden. Dies würde bedeuten: Die Eigenschaft, depressive Stimmungen durchleben zu können, gehört zum normalen Verhaltensrepertoire von Menschen; und klinisch ausgeprägte Depressionsformen stellen endogen oder psychogen ausgelöste Steigerungsphänomene solcher Zustände dar.

Ein Grundproblem einer jeden biologischen Theorie der Emotion, bzw. modern formuliert einer Systemtheorie der Emotion, ist die grundsätzliche Unübersetzbarkeit psychischer Phänomene in Funktionszustände von Systemen, eine Situation, die Karl Jaspers (1948) in der Diskrepanz zwischen „Verstehen" und „Erklären" auf den Begriff brachte. Diese Problematik findet auch in der analytischen Philosophie des Geistes der Gegenwart ihren Niederschlag; beispielsweise hat der New Yorker Philosoph Thomas Nagel (1974) in seinem Artikel: „What is it like to be a bat?" (Wie ist es, eine Fledermaus zu sein?) eine intensive, bis heute anhaltende philosophische Diskussion über die Frage nach der Irreduzibilität (subjektiver) Innenperspektiven in Gang gesetzt. Diese Schwierigkeit des Einfühlens in den Emotionszustand eines fremden Lebewesens ist – worauf D. Ploog (1988) hinwies – besonders anschaulich aus einem Gespräch von Tschuang-Tse mit Hui-Tse: „Die Freude der Fische" abzulesen, wo es heißt: „Tschuang-Tse und Hui-Tse standen auf der Brücke, die über den Hao führt. Tschuang-Tse sagte: „Sieh, wie die Elritzen umherschnellen! Das ist die Freude der Fische." „Du bist kein Fisch", sagte Hui-Tse, „wie kannst du wissen, worin die Freude der Fische besteht?" „Du bist nicht ich", antwortete Tschuang-Tse, „wie kannst du wissen, daß ich nicht wisse, worin die Freude der Fische besteht?" „Ich bin nicht du", bestätigte Hui-Tse, „und ich weiß Dich nicht. Aber das weiß ich, daß du kein Fisch bist; so kannst du die Fische nicht wissen." Tschuang-Tse antwortete: „Kehren wir zu deiner Frage zurück. Du fragst mich: ‚Wie kannst du wissen, worin die Freude der Fische besteht.' Im Grunde wußtest du, daß ich weiß, und fragtest doch. Gleichviel. Ich weiß es aus meiner eigenen Freude über dem Wasser."

Die Uneinholbarkeit des subjektiven „point of view", wie sie von Nagel und Tschuang-Tse metaphorisch illustriert wird, ist dem Kliniker aus den Berichten seiner Patienten vertraut; dennoch ist es in der Biologischen Psychiatrie der Gegenwart allgemein üblich geworden, die Kluft, die zwischen Verstehens- und Erklärungsmodellen hinsichtlich des Zugangs zu psychischen Krankheiten vorhanden ist, einfach zu ignorieren, weil Nervenzellerregung und mentales Geschehen identisch seien. Dieses Vorgehen wird besonders schwierig bei der psychologischen Deutung der affektiven Psychosen, die Veränderungen einer Sonderform des Mentalen darstellen: die „Gestimmtheit", die „Affektivität" und die emotionelle positive oder negative Ladung von „Fühlwelten" sind gestört und können nicht ohne weiteres in neurobiologische Erklärungsschemata hineingezogen werden. Searle (1987) hat zum Schluß seines Buches „Intentionalität" mit Recht auf diese Erklärungsschwierigkeiten systemtheoretisch-neurobiologischer Modelle von Gefühlen hingewiesen, indem er sagt: „Niemand hat je seinen eigenen quälenden Schmerz oder seine tiefste Sorge betrachtet und kam daraufhin zu dem Schluß, daß sie nur Zustände einer Tuning-Maschine seien, daß sie vollständig durch ihre Ursachen und Wirkungen definiert werden können oder daß man nur eine bestimmte Haltung sich selbst gegenüber einnehme, wenn man sich solche Zustände zuschreibt."

Die oben skizzierte theoretische Schwierigkeit des gewissermaßen „Übersetzens" von mentaler Subjektivität in neurobiologische Objektivität und umgekehrt wird dem ärztlich tätigen Psychopharmakologen an Patienten mit affektiven Erkrankungen täglich neu bewußt, und es ist das Anliegen der vorliegenden Übersicht, den gegenwärtigen Stand der für dieses Thema relevanten Konzeptbildungen zu vergegenwärtigen und mögliche Perspektiven für ein Verständnis der Zusammenhänge zwischen emotionaler Subjektivität und der Neurobiologie herauszuarbeiten. Es stellt sich somit die Frage, welche neurobiologischen Systemveränderungen mit Verschiebungen des Affekts verbunden sind, insbesondere, welche neurobiologischen Ursachen für endogen-depressive Extremformen verantwortlich sind, und welche Konzepte der Neuropsychologie sich entwickeln lassen, um diese Zustände systemtheoretisch plausibel zu machen.

Neuropsychologie der Kognitions-Emotions-Kopplung

Eine Grunderfahrung des menschlichen Lebens besteht darin, daß Menschen nicht nur Wahrnehmungen machen und Gedanken haben, sondern in sich auch Gefühle vollziehen, die weder auf Gedanken noch auf Wahrnehmungen reduzierbar sind. Denn das besondere an Fühlwelten besteht darin, daß sie jenseits des Begrifflichen stehen, d. h. vom Denken her nur unvollkommen beschrieben werden können. Insofern ist „Depression" ein begriffstranszendentes Phänomen, so wie Wittgenstein den Schmerz analysierte und ihn nicht als „Vorkommnis in der Welt" gelten ließ, sondern als subjektive Größe beschrieb: „Zahnschmerzen gibt es, sofern einer sie hat." „Depression" gehört somit in den Bereich subjektiver Universalien. Wenn aber Gefühle im Verhältnis zu Begriffen eine relative Autonomie haben, so hat dies erhebliche neuropsychologische Konsequenzen für das Verständnis affektiver Erkrankungen. Es bedeutet, daß Depressivität nicht lediglich eine besondere Form der Störung kognitiver Leistungen sein kann, sondern daß es einen qualitativen Sprung geben muß zwischen neuronalen Systemen, die mit kognitiven Leistungen zu tun haben und solchen, die für emotionelle Leistungen von Bedeutung sind; und dies heißt wiederum, daß es quasi „Übersetzungsprobleme" geben muß, die damit zu tun haben, wie Gedanken in Emotionen gewissermaßen „übersetzt", transformiert, umgesetzt werden und umgekehrt. Mit anderen Worten, es geht um die Frage: wie werden bestimmte Gedanken und Wahrnehmungen in Fühlwelten transformiert, wie kommt es dazu, daß bestimmte gedankliche und sinnliche Erfahrungen emotionell in der Weise verarbeitet werden, daß sie beispielsweise zu Erschrecken, Angst, Wut, Verzweiflung etc. führen. Die neurobiologische Basis für diese „Übersetzungsphänomene" wurde durch den amerikanischen Hirnforscher Mac Lean in seinem Konzept des „triune brain" (D. Ploog 1988) gelegt (Abb. 1). Evolu-

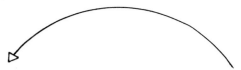

G e d a n k e / W a h r n e h m u n g ⟶ E m o t i o n

Abb. 1. Schema der Rückkoppelungsbeziehung der „Übersetzung" zwischen kognitiv/perzeptiven Leistungen und emotionaler Erregung im ZNS

tionsbiologisch entsprechen die drei Anteile des Säugergehirns den übereinandergestülpten Vorformen, wobei die älteste Formation, das „Reptilhirn", im wesentlichen für vegetative Funktionen zuständig ist, das frühe Säugerhirn für emotionelle Leistungen und das später erworbene neokortikale Hirn für kognitive Leistungen. Von Mac Lean stammt auch der Begriff des „limbischen Systems" für die mittlere Formation, nämlich das mit Emotionen befaßte frühe Säugerhirn.

Die oben dargestellte „Übersetzungsproblematik" läßt sich dann so formulieren (vgl. Abb. 1): Es gibt eine Transformationsproblematik 1, die zu tun hat mit der Übersetzung von gedanklichen oder sinnlichen Erfahrungen in Emotionen, und es gibt auf der anderen Seite das Übersetzungsproblem der Transformation 2, die mit der Einflußnahme von Emotionen auf gedankliche und/oder sinnliche Erfahrungen zu tun hat. Im realen System handelt es sich hierbei allerdings um eine Rückkoppelungsschleife, in der die emotionellen Leistungen wiederum auf die gedanklichen- und Wahrnehmungsleistungen zurückprojiziert werden, was bedeutet, daß Emotionen Wahrnehmungen (z. B. „selektive Aufmerksamkeit" oder bestimmte Gedanken) aktivieren können, bzw. typischerweise „Konzeptualisierungen".

In einem ersten Schritt soll nun versucht werden, zu zeigen, daß solche „Übersetzungsprozesse" durch neuronale Systeme prinzipiell möglich sind, d. h. daß es neuronale Netze gibt, die offenbar in der Lage sind, Transformationen in dem Sinne zu vollziehen, daß es gelingt, kognitive/sensorische Leistungen in emotionelle Signale zu überführen. Im weiteren Verlauf sollen dann die beschriebenen Rückkoppelungen und ihre neuropsychologische Realisation dargestellt werden und ebenso die Folgen, die sich für eine Theorie der Depression und der Depressionstherapie ergeben.

Hippocampale Comparatorsysteme

Eine herausragende Entdeckung der Neuropsychologie der letzten Jahre betrifft die sog. „hippocampalen Comparatorsysteme" durch die Autoren Gray u. Rawlins (1986), die die grundlegenden Prinzipien einer Neuropsychologie der Angst erklärbar gemacht haben. Nach Gray u. Rawlins (1986) sind solche hippocampalen Systeme Interaktions- und Vergleichsstrukturen, die in der Lage sind, interne Bewertungen vorzunehmen und dadurch – infolge der Einkettung in das limbische System – emotionelle Reaktionen auf Wahrnehmungs- und Kognitionsgehalte zu realisieren. Dabei wird vom Konzept des „mitlaufenden Weltmodells" ausgegangen, wobei jeweils Erwartungswerte innerhalb dieses mitlaufenden Weltmodells mit aktualen Sinnesdaten verglichen werden. Bei „Mismatch", d. h. bei fehlender Übereinstimmung zwischen erwarteter Sinnesdatenlage und aktualer Sinnesdatenlage kommt es zu einem internen „Alarmsignal", das anderen limbischen Strukturen zugeführt wird und von diesen als Trigger für eine Angstreaktion aufgefaßt wird. Anxiolytika scheinen nun dadurch zu wirken, daß sie die Amplitude dieses internen Alarmsignals verringern. Das Prinzip dabei ist das Wirksamwerden eines Verhaltenshemmsystems, das vom Signal des Comparators angesteuert wird und dessen Aktivität durch Anxiolytika verringert werden kann.

Wie wird nun aber konkret die „Übersetzung" von Kognition und Wahrnehmung in limbische Emotion realisiert? Hier ist auf neuere Arbeiten der Autoren Aggleton u. Mishkin (1986) hinzuweisen, die die herausragend strategisch wichtige Rolle der Mandelkerne (Amygdala) zeigen konnten (vgl. folgenden Abschnitt).

Psychopharmakologie der Depression

Die psychopharmakologischen Probleme in der Depressionsbehandlung werden gelegentlich anhand der „mood-balance", der „Stimmungswaage", veranschaulicht. Hiernach kann man unterscheiden zwischen unidirektional wirkenden Antimanika, unidirektional wirkenden Antidepressiva und sog. „mood-stabilizern". Bei den mood-stabilizern kommt eine besondere Rolle dem Lithium zu, die in den letzten 15 Jahren ergänzt wurde durch die Wirkungsweise von Antikonvulsiva, insbesondere Carbamazepin und Valproat. Auch Kalziumantagonisten könnten hier eine gewisse Bedeutung erlangen. Den unidirektional wirkenden Antimanika (wie Neuroleptika und wahrscheinlich Anticholinergika) stehen die unidirektional wirksamen

Antidepressiva gegenüber wie tri- und tetrazyklische Reuptake-Hemmstoffe, Amphetamin, MAO-Hemmstoffe und Opiate.

Um den grundsätzlichen Unterschied, der zwischen den mood-stabilizern und den unidirektional wirkenden Substanzen besteht, zu erklären, erscheinen die vorher gemachten Ausführungen über „Übersetzungsprobleme" bedeutungsvoll. Nach Untersuchungen der Arbeitsgruppe von Post et al. (1982), die mit unterschwelligen Reizen im sog. „kindling-Modell" lokale Anfallsphänomene auslösten, konnte gezeigt werden, daß die als mood-stabilizer wirkenden Antikonvulsiva Carbamazepin und Valproat sich durch eine stabilisierende Wirkung beim „kindling" der Mandelkerne (Amygdala) auszeichnen. Dies paßt zu der oben bereits angedeuteten strategischen Rolle der Mandelkerne für die „Übersetzung" von Kognition und Wahrnehmung in emotionelle Erregung. Es scheint nämlich nach Aggleton u. Mishkin (1986) eine Besonderheit der Mandelkerne zu sein, daß sie Umschaltstationen und „Eintrittspforten" der Signale aus den Assoziationsarealen der Großhirnrinde in das limbische System darstellen und damit die Umsetzung in emotionelle Erregungen ermöglichen. Dabei werden somatosensorische, auditive, visuelle, olfaktorische und gustatorische kortikale Signale in den Mandelkernen in tiefe subkortikale Strukturen, die affektive Funktionen steuern, „übersetzt". Im Sinne des oben beschriebenen Regelkreises zwischen Emotion und Kognition könnte also gesagt werden, daß Carbamazepin und Valproat im wesentlichen auf die Projektionen kortikaler Funktionen in das limbische System wirken, indem sie hier „stabilisierend" eingreifen (Abb. 2). Andererseits scheint es plausibel, daß die unidirektional wirkenden Substanzen im Bereich der regulativ wirksamen aktivierenden Prozesse von Mittelhirn und Hirnstamm aus, insbesondere dem locus coeruleus und der Raphe dorsalis her wirksam werden.

Im ZNS sind nach Snyder (1988) zwei grundsätzlich verschiedene Arten von Verschaltungen zu unterscheiden: einerseits lokale 1:1-Projektionen, die die Voraussetzungen für Informationsverarbeitungen im eigentlichen Sinne (z. B. kognitive Leistungen) darstellen, und andererseits divergente Verschaltungen durch verzweigte Neurone (diffuse Projektionen), die als Voraussetzung für emotionelle Beeinflussungen im ZNS angesehen werden. Ein besonders eklatanter Fall von neuronaler Divergenz liegt bei den noradrenergen Neuronen des Locus coeruleus des Hirnstammes vor. Beim Menschen enthält diese Region ca. 3000 Neurone, deren Axone sich so stark verzweigen, daß sie etwa ein Drittel bis die Hälfte aller Nervenzellen des Gehirns erreichen und somit diese im Sinne der Emotionssteuerung beeinflussen können. Nach Snyder (1988) ist davon auszugehen, daß

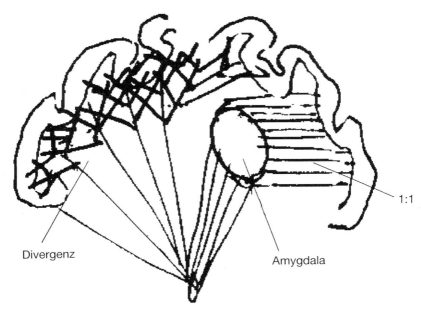

1:1

Divergenz   Amygdala

Abb. 2. Schematische Darstellung der Funktion der Mandelkerne (Amygdala) als „Eintrittspforten" in das limbische System und der „Divergenzmodulation" kortikaler Funktionen durch die aszendierenden Strukturen des Hirnstamms und des Mittelhirns

dieses noradrenerge System mit seinen sehr starken Verzweigungen emotionale Reaktionen auf Umweltreize bewirkt. Ein hierzu paralleles System ist das serotonerge System, das von der Raphe aus aufsteigt und das gesamte zentrale Nervensystem erreicht. Hier befindet sich ein wahrscheinlicher Angriffspunkt von unidirektional wirksamen Antidepressiva und Antimanika. Offenbar werden Umweltreize über lokale Projektionen von kortikalen Systemen über die Amygdala in Hirnstammstrukturen berührt, die ihrerseits über die beschriebene starke Divergenz emotionelle Emotionen verursachen. Die hierfür relevanten Faserprojektionen wurden kürzlich beschrieben (M. Davis 1992). Es gibt also offenbar ein aszendierendes, divergentes, aktivierendes Prinzip, das vom Hirnstamm und vom Mittelhirn aus Relaisstationen moduliert, die für kognitive Leistungen bedeutungsvoll sind; dieses Prinzip ist quasi der Weg vom Reptilhirn über das limbische System zum Neokortex und bewirkt die Emotion-Kognitions-Kopplung; dieses wird durch tri- und tetrazyklische Antidepressiva und MAO-Hemmstoffe aktiviert; und es gibt ein gegenläufiges, konvergentes Prinzip, das vom Kortex aus auf limbische und basale Hirnanteile hin konvergiert und das die Kognitions-Emotions-Kopplung bewirkt. Dieses wird offenbar durch die mood-stabilizer vom Typ der Antikonvulsiva stabilisiert.

In dem in der Abbildung 2 dargestellten „Cartoon" sind diese Zusammenhänge schematisch dargestellt. Die vom Hirnstamm über den Thalamus aszendierenden erregenden Impulse führen auf dem Wege der Divergenz zu einem „enhancement" kognitiver und sensomotorischer Leistungen; umgekehrt führen bestimmte kognitive und sensorische Signale über die Mandelkerne (und vergleichbare Strukturen) zu einer Aktivation des limbischen Systems und bewirken dadurch die affektive „Färbung", den mitlaufenden „Gefühlston", kognitiver und sensorischer Leistungen. Von dieser Warte aus könnte man versucht sein zu sagen, daß die Amygdala gewissermaßen die „neuropsychologische Gewitterzone" der Psychiatrie darstellen, da bereits geringgradige Entgleisungen in diesem Bereich dazu führen müssen, daß bei bestimmten kognitiven und sensorischen Signalen überschießende emotionale Reaktionen und damit psychische Auffälligkeiten resultieren. Das Stabilisieren dieses „gatings" führt demnach dazu, daß emotionale Überreaktionen gedämpft werden. Man kann diese Funktion auch als „Kognitions-/Emotions-Relais" bezeichnen. Dieser Zusammenhang dürfte auch der Grund dafür sein, daß Borderlinepatienten von der Behandlung mit Antikonvulsiva profitieren.

Eine Besonderheit in der Depressionsbehandlung scheint nun zu sein, daß sowohl noradrenerge als auch serotonerge Substanzen therapeutisch aktiv sein können, und daß die relative therapeutische Effizienz im Einzelfall praktisch nicht vorausgesagt werden kann. So wurde im Max-Planck-Institut für Psychiatrie vor ca. 8 Jahren eine Doppelblindvergleichsstudie durchgeführt, innerhalb derer der spezifische Serotonin-Wiederaufnahmehemmstoff Fluvoxamin mit dem spezifischen Noradrenalin-Wiederaufnahmehemmstoff Oxaprotilin verglichen wurde; es zeigte sich kein wesentlicher Unterschied zwischen den Wirksamkeiten dieser beiden Substanzen. Auch beim „cross-over" der Nonresponder war das Ergebnis überraschend: Nonresponder auf die eine Substanz blieben beim cross-over Nonresponder auf die Alternativsubstanz und vice versa (Emrich et al. 1985).

Wie kann man sich diese Befunde plausibel machen? Sie sprechen dafür, daß weder das noradrenerge System, noch das serotonerge System selbst den primären Ort der Störung bei der Entstehung der Erkrankung darstellen. Sie sind eher als parallele Aktivationszentren für die pharmakologische Kompensation eines anderweitigen, höherstufigen Systemdefekts zu deuten, der z. B. im Hypothalamus lokalisiert sein könnte; und die Antidepressivatherapie könnte als Kompensation dieses Defekts interpretiert werden.

Hierbei stellt sich auch die Frage, auf welchen molekularbiologischen Mechanismen die antidepressiven Wirkungen beruhen. Vier Angriffspunkte sind prinzipiell beschrieben: der Einfluß auf die primäre Transmission (z. B. durch Kokain, das Katecholamine freisetzt), derjenige auf die sekundäre Transmission (z. B. verschiedene Zyklasen): hier scheint Lithium eine Rolle zu spielen, ebenso wie die aktivierende Rolle von Theophylin. Ferner ist die tertiäre Transmission von Interesse, die auf der Einflußnahme von Pharmaka auf den genetischen Regulationsprozeß der Biochemie der Zelle am Zellkern beruht (Promotorprozeß). Dieser Mechanismus ist derzeit besonders aktuell, weil er erstmals die zeitliche Latenz der Wirkung von Antidepressiva plausibel machen kann. Schließlich gibt es noch den Einfluß von Neuromodulatoren, z. B. Opioiden auf die neuronale Transmission. Attraktiv ist in diesem Zusammenhang insbesondere der Gedanke, daß die Reuptake-Hemmung den Hauptwirkungsmechanismus der Antidepressiva darstellt; daß dieser dabei die tertiäre Transmission dadurch moduliert, daß die intrazelluläre präsynaptische Konzentration – z. B. von Serotonin – vermindert wird, was am Zellkern als Promotor-Signal für einen genetischen Translationsprozeß fungiert. Dieses Konzept wäre im Einklang mit den bisher vorliegenden Befunden und würde auch den verzögerten Wirkungseintritt der Antidepressiva erklären.

Abschließend soll versucht werden, die Neurobiologie der Depression integrativ darzustellen. Die Befunde über das serotonerge System, beispielsweise von Baumgarten (1991), zeigen die Beziehungen zwischen der Raphe dorsalis und dem Thalamus. Nach neuesten Untersuchungen von Mumford (1991) gibt es nun zwischen Thalamus und Kortex sog. kortikothalamische Rückkoppelungsschleifen, innerhalb derer der Thalamus als ein sog. „aktives blackboard" aufgefaßt wird, d. h. als aktive Repräsentation von kognitiv-sensorischen Gehalten, die nicht mehr den realen Sinnesdaten entsprechen, sondern bereits überarbeitete, überformte, der internen Wahrnehmungsrepräsentation näherstehende sog. „Metarepräsentationen" sind. Diese internen Metarepräsentationen von kognitiven Gehalten und Wahrnehmungsgehalten werden in einem interaktiven Prozeß mit kortikalen Assoziationsstrukturen ausgetauscht. Der neuropsychologische Funktionszusammenhang, der dabei entsteht, ist derjenige der „Konzeptualisierung", d. h. der Hypothesenbildung über mögliche Wahrnehmungsgehalte und Intentionen des Systems. Interessant ist nun die Beziehung zwischen den aktivierenden, vom Mittelhirn und vom Hirn-

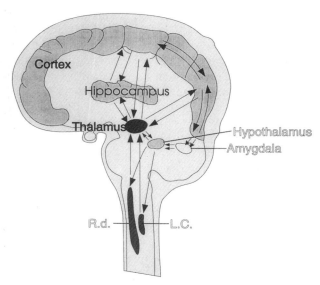

Abb. 3. Schematische Darstellung des „reduzierten Gehirns" zur Veranschaulichung psychopharmakologischer Interaktionen auf neuropsychologischer Basis. In Erweiterung des Mumford-Konzepts (Mumford 1991) wird Konzeptualisierung als „Trialog" zwischen Thalamus, Hippocampus und Kortex interpretiert, dessen Aktivität sowohl vom Hirnstamm aus als auch über die Mandelkerne von kortikalen Strukturen her modifiziert werden kann (R.d. = raphe dorsalis; L.c. locus coeruleus)

stamm ausgehenden Strukturen zum Thalamus. Diese sind als eine Art Verstärkungsrelais aufzufassen, das neurochemisch durch Noradrenalin und Serotonin gesteuert wird (Abb. 3).

Depression als mangelnde Vermeidungsaktivität

Die Neuropsychologie der Depression soll nun beispielhaft anhand konkreter serotonerger Mechanismen der Verhaltenssteuerung emotioneller Leistungen diskutiert werden. Diese Funktion von Serotonin im Mittelhirn, nämlich die Umschaltung des limbischen Systems nach einem aversiven Stimulus auf eine Aktivation von Vermeidungsaktivität läßt sich anhand der Begrenzung von Nahrungsaufnahme und der Umschaltung des Systems nach aversivem Geschmacksstimulus darstellen. Nach einer Übersicht von H. G. Baumgarten (1991) sind es insbesondere die aszendierenden Fasern des serotonergen dorsalen

Raphesystems, die mit ihren Verbindungen zu thalamischen Zentren und kortikalen Arealen die oben beschriebenen aktivierenden Wirkungen auf Konzeptualisierungssysteme ausüben. Der Umschaltprozeß bei aversivem Stimulus erfolgt offenbar über den lateralen Hypothalamus, der als „Zentrum" für die Aktivierung von Nahrungsaufnahme zu betrachten ist, da er mit seinen Beziehungen zu dopaminergen ventralen tegmentalen Arealen einen Vermittler von Selbstbelohnungsimpulsen („Lustzentrum") darstellt. Bei Auftreten aversiver Stimuli wird nun vom Raphesystem aus der laterale Hypothalamus inhibiert, was zur Abwende- und Rückzugsmotorik und zur Beendigung der Unlustempfindung führt. Hieraus läßt sich wahrscheinlich ein generelles Prinzip für die Neuropsychologie depressiver Erkrankungen plausibel machen: Wenn es richtig ist, daß im Sinne des Seligman-Modells der Depression (Seligman 1986) auf der Grundlage der erlernten Hilflosigkeit Depression als ein Zustand beschrieben werden kann, innerhalb dessen das System unfähig ist, aversive Stimuli zu vermeiden, dann ist es plausibel, daß innerhalb der Depression dasjenige System, das normalerweise in der Lage ist, nach aversiven Stimuli eine Umschaltung zur Vermeidungsaktivität zu aktivieren, dysfunktional ist. Es besteht dann gewissermaßen ein Ausgeliefertsein gegenüber unangenehmen, negativen Reizkonstellationen. Üblicherweise – d. h. im gesunden Zustand – wird bei solchen Konstellationen durch eine ergotrope Umschaltung als aktive Leistung eine Fluchtreaktion, bzw. eine „Coping"-Leistung aktiviert im Sinne von anxiogenen Mechanismen, die mit endorphinergen Peptidaktivierungen parallel gehen, die ebenfalls zur Abschwächung unangenehmer Reizkonstellationen in der Lage sind. Eine Unfähigkeit des Systems, diese Servomechanismen zu aktivieren, führt gewissermaßen zu „Vermeidungsinsuffizienz". Insofern wäre depressive Symptomatik auch eine Form von Intentionalitätsstörung, eine Störung der Zielgerichtetheit des Vermeidungsverhaltens im Sinne der normalerweise vorhandenen „goal-directedness". Eine Aktivation des ventralen Raphe-Systems könnte eine solche Symptomatik kompensieren.

Bei Zwangserkrankungen könnte die neuropsychologische Konstellation insofern ähnlich sein, als auch hier eine Inaktivität von Vermeidungsverhalten vorliegt: das neuronale System tut gewissermaßen „nicht was es will, sondern was es muß", d. h. der Ritus der Zwangshandlung kann nicht vermieden, kann nicht beendet werden. In diesem Zusammenhang ist es interessant, daß neuere Befunde zeigen (vgl. Ackenheil 1991), daß serotonerge Antidepressiva nicht nur antidepressiv, sondern auch antiobsessiv wirken, während noradrenerge Antidepressiva ausschließlich antidepressive Wirkungen zeigen.

Im vorstehend beschriebenen Sinne kann man die depressive Verstimmung – und in gewissem Sinne auch den Zwang – als „trapped emotion", d. h. als Emotion in der Falle der Ausweglosigkeit, beschreiben. Das System ist in eine Falle mangelnder Flexibilität geraten, bei der therapeutisch eine Aktivation des serotonergen Raphesystems oder noradrenerger paralleler Mechanismen offenbar eine ausschlaggebende Rolle spielt. Dabei wirken Antidepressiva zweifellos nicht nur auf ein einziges neurochemisches Subsystem ein, sondern es werden „pattern" von Erregungsmustern verschiedener Systeme verändert, wobei bereits geringfügige Verschiebungen von Gleichgewichten, wie z. B. desjenigen zwischen den ventralen und den dorsalen Rapheanteilen entscheidende Veränderungen zur Folge haben können. Bei repetitiv applizierten aversiven Stimuli hängt die Antwort auf die Frage, ob eine depressive Symptomatik auftritt oder nicht, letztlich davon ab, ob das Raphesystem und andere aszendierende Verstärkersysteme in der Lage sind, auf von Comparatorsystemen als problemhaltig eingestufte kognitive und sensorische Gehalte sinnvoll aktivierend zu reagieren, oder ob sie im Sinne der „trapped emotion", der Hilflosigkeit des Systems, insuffizient bleiben, kreative alternative Verhaltensoptionen sicherzustellen.

Evolutionsbiologisch ist aber durchaus vorstellbar, daß eine solche Inaktivität des Tieres bei Überflutung mit negativen Stimuli gewissermaßen „Sinn" macht, also einen Selektionsvorteil bietet; denn eine Art „Totstellreflex" des Tieres mag in bestimmten Situationen effizienter sein als jede Form von aktiver Leistung. Insofern schließt sich hier der Bogen der zu Beginn angestellten Betrachtungen.

Abschließend soll noch betont werden, daß die vorgetragene Neurobiologie der Depression auch durchaus die neurotischen bzw. reaktiven Formen mit einschließt, denn es ist zu erwarten, daß „erlernte Hilflosigkeit" nicht mit einer primären Transmitterstörung einhergeht, daß andererseits aber die zusätzliche Aktivation serotonerger und adrenerger Mechanismen auf neurochemischem Wege die Fähigkeit des Systems, sich den aversiven Stimuli zu entziehen, erhöht. Andererseits kann psychodynamisch Zwang mit seinen Ritualen als Möglichkeit interpretiert werden, sich gewissermaßen „vor sich selbst zu verstecken"; denn der Zwangskranke beantwortet die innere Frage „warum tue ich eigentlich nicht was ich will?" mit dem Hinweis auf seine Zwänge. Auch hier scheint es plausibel, daß die Anwendung von serotonergen Psychopharmaka nicht in erster Linie einen Transmittermangel behebt, sondern vielmehr eine zusätzliche Aktivation alternativer Verhaltensoptionen ermöglicht, die therapeutisch genutzt werden können.

Zusammenfassung

Zusammenfassend läßt sich sagen: Hirnstamm und Mittelhirn reagieren auf die „Mismatch-Meldungen" der Comparatorsysteme gewissermaßen mit einer Art „Echo" in dem Sinne, daß eine Aktivation aszendierender katecholaminerger Fasern auftritt, die „Copingstrategien" induzieren, mit dem Ziel, derzeit laufende Verhaltensprogramme zu beenden und neue in Gang zu setzen. Hierbei spielen sekundär auch Streßhormone, wie Cortisol, Endorphine sowie Enkephaline eine herausragende Rolle. Bei Depressiven ist die Ansprechbarkeit bzw. die Aktivität dieses „Echo"-Systems aus biologischen und/oder lebensgeschichtlichen Gründen unzureichend, was die Folge hat, daß das System lethargisch und zugleich angstgetrieben in einem unbefriedigenden Zustand verharrt. Das heißt, die vorliegende neuropsychologische Theorie kann die Kombination von Antriebsmangel, Angst und negativer Selbstbewertung gut erklären. Das Konzept macht auch deutlich, inwiefern psychische Krankheiten nur von einer System-Neurobiologie her verstanden werden können und daß psychiatrische Symptome als interaktionelle Störungen von neurobiologischen „internen Dialogen" aufzufassen sind. Insofern ist die psychiatrische Neurobiologie der Zukunft wesentlich System-Neurobiologie.

Die Neurobiologie der Depression kann neuropsychologisch durch Verweis auf „Übersetzungsprobleme" zwischen kognitiv-sensorischen und emotionellen Komponenten plausibel gemacht werden. Die dabei ablaufenden autoregulativen Prozesse werden einerseits (im Sinne der Wirkungen der „mood-stabilizer" im Bereich der Mandelkerne) durch die Wirkungen von Antikonvulsiva beeinflußt, andererseits von den unidirektional wirkenden Antidepressiva im Bereich des Hirnstamms und des Mittelhirns, wobei aszendierende Fasern des Raphesystems und des Locus coeruleus in ihrer Effizienz verstärkt werden. Die dabei ablaufenden Prozesse führen letztlich zu einer gesteigerten Flexibilität des Systems durch Erhöhung der Reagibilität auf aversive Stimuli bzw. negativ bewertete Wahrnehmungsgehalte. Für diese Bewertungssysteme spielen die hippocampalen Comparatorsysteme offenbar eine entscheidende Rolle. Außerdem stellen sie eine Art von „Modell" dar für die für das Depressions-Thema so wichtige „Übersetzung" kognitiver Gehalte in das Emotionsgeschehen.

Literatur

Ackenheil M (1991) Serotonin – der Depressionsneurotransmitter? In: Heinrich K, Hippius H, Pöldinger W (Hrsg) Serotonin. Ein funktioneller Ansatz für die psychiatrische Diagnose und Therapie. duphar med communication, Bd 2. Springer, Berlin Heidelberg

Aggleton JP, Mishkin M (1986) The Amygdala: Sensory gateway to the emotions. In: Plutchik R, Kellermann H (eds) Emotion. Theory, Research and Experience. Vol 3. Academic Press, Orlando

Baumgarten HG (1991) Neuroanatomie und Neuropsychologie des zentralen 5-HT-Systems. In: Heinrich K, Hippius H, Pöldinger W (Hrsg) Serotonin. Ein funktioneller Ansatz für die psychiatrische Diagnose und Therapie. duphar med communication, Bd 2. Springer, Berlin Heidelberg

Davis M (1992) The role of the amygdala in fear potentiated startle: implications for animal models of anxiety. tiPS 13:35–40

Emrich HM, Berger M, von Zerssen D (1985) Differentialtherapie des depressiven Syndroms: Ergebnisse einer Therapiestudie mit Fluvoxamin vs. Oxaprotilin. In: Hippius H, Mattussek N (Hrsg) Differentialtherapie der Depression: Möglichkeiten und Grenzen. Karger, Basel

Gray JA, Rawlins JNP (1986) Comparator and buffer memory: an attempt to integrate two models of hippocampal functions. In: Isaacson RL, Pribram KH (eds) The hippocampus. Plenum, New York, vol 4, pp 151–201

Jaspers K (1948) Allgemeine Psychopathologie, 5. Aufl. Springer, Berlin Heidelberg

Mumford D (1991) On the computational architecture of the neocortex. Biol Cybern 65:133–145

Nagel Th (1974) „What is it like to be a bat?" Philos Rev 83:435–450

Ploog D (1988) An outline of human neuroethology. Hum Neurobiol 6:227–238

Post RM, Uhde TW, Putnam FW, Ballenger JC, Berrettini WH (1982) Kindling and carbamazepine in affective illness. J Nerv Ment Dis 170:717–731

Schneider K (1923) Die psychopathischen Persönlichkeiten (9. Aufl 1950). In: Aschaffenburg G (Hrsg) Handbuch der Psychiatrie, Spezieller Teil, 7. Abt, 1. Teil. Deuticke, Leipzig Wien, 1–96

Searle J (1987) Intentionalität. Suhrkamp, Frankfurt

Seligman ME (1986) Erlernte Hilflosigkeit. 3. veränd Aufl. Psychologie Verlags Union, München

Snyder SH (1986) Drugs and the brain. Scientific American, New York. Deutsche Übersetzung: Chemie der Psyche. Spektrum der Wissenschaft, Heidelberg 1988

Diskussion

LEITUNG: EBERHARD LUNGERSHAUSEN

Diskutanten: CHRISTAKIS CHARIS, Herborn
HINDERK M. EMRICH, Hannover
EBERHARD LUNGERSHAUSEN, Erlangen

LUNGERSHAUSEN:

Wir nehmen uns jetzt noch ein paar Minuten für die Diskussion. Gibt es Bemerkungen oder Fragen zu diesem Vortrag?

CHARIS:

An anderer Stelle habe ich gelesen, daß die Antidepressiva bei der Phasenprophylaxe einen anderen Wirkungsort haben sollen als in der Akutphase. Können Sie ein paar Worte dazu sagen?

EMRICH:

Ich habe versucht darzulegen, daß wir im Moment in einer Phase sind, in der wir versuchen können, Neurobiologie, Psychopharmakologie und Psychologie zusammenzudenken. Das bedeutet aber noch nicht, daß wir die Details kennen. Sie haben an der Übersicht über die Wirkungsmechanismen der Antidepressiva gesehen, daß wir allein hier vier Grundmechanismen unterscheiden. Über die Orte im Zentralnervensystem, wo sie angreifen, sind die Akten nicht geschlossen. Man kann auch sicher nicht sagen, daß die Substanzen im freien Intervall an anderer Stelle wirken als in der akuten Phase. Natürlich ist im Prinzip folgendes denkbar: Es gibt nicht eine Biochemie des Gehirns, sondern es gibt, je nachdem, in welchem Zustand die Systeme sich befinden, gewissermaßen Systemverschiebungen, Imbalancen. Man weiß z. B. von der Behandlung akut psychotischer Patienten, daß sie D_2-Dopaminantagonisten sehr gut vertragen, während sie im freien Intervall sehr schlecht vertragen werden. Dasselbe gilt für Carbamazepin. Das heißt, hier haben sich neurochemisch offenbar erhebliche Verschiebungen ergeben, die dafür sprechen könnten, daß sich der Angriffspunkt der Agentien in einer akuten floriden Psychose verschiebt. Aber das ist lediglich plausibel, wirkliche Messungen dazu liegen nicht vor.

LUNGERSHAUSEN:

Ich habe selbst noch eine Frage. Sie führt etwas weiter, ein Gedanke, der mir gekommen ist, als Sie davon sprachen, daß Carbamazepin ein Stimmungsstabilizer ist. Könnte man jetzt die Dinge umdrehen und sagen, wenn Carbamazepin bei bestimmten Formen von Anfallsleiden hilft, ist dann möglicherweise ein Auslöser bei diesem Anfallsleiden eine erhöhte affektive Irritabilität?

EMRICH:

Ja, der Zusammenhang zwischen Psychose und Epilepsie ist ja immer wieder diskutiert worden. Es gibt durch Emotionen angesteuerte Epilepsien. Insofern würde das, was Sie sagen, sehr gut passen. Ich glaube aber, ein wichtiger Punkt, der im Zusammenhang zwischen Emotionen und Epilepsie bisher nicht bedacht wurde, ist folgender – übrigens eine Idee, auf die Herr Prof. Grüsser, Neurophysiologe in Berlin, mich gebracht hat. Er hat immer wieder nachgefragt: „Herr Emrich, ich verstehe eines nicht. Wieso ist auf der einen Seite Heilkrampf therapeutisch wirksam und auf der anderen Seite das Gegenteil, nämlich die Antikonvulsiva? Da ist doch ein logischer Widerspruch." Darüber habe ich lange nachgedacht, bis mir folgendes plausibel geworden ist: Der Heilkrampf als künstlich induzierter epileptischer Anfall, erzeugt nach tierexperimentellen Untersuchungen gewissermaßen die Erhöhung eines internen antikonvulsiven Tonus, d. h. nach mehreren Anfällen wird ein „endogenes Antikonvulsivum" freigesetzt, welches eine Parallelität erzeugen würde zwischen der antikonvulsiven Wirkung der „mood stabilizer" und der Wirkung des Heilkrampfs.

Depression, ein psychopathologisches Chamäleon?

HANS HEIMANN

Einleitung

Behandlungsbedürftige depressive Syndrome treten in der Bevölkerung in der Häufigkeit von ca. 10 % auf (Helmchen 1991). Es handelt sich somit um häufige psychische Störungen, die eine psychopathologische Differenzierung erfordern. Die Entwicklung einer psychiatrischen Krankheitslehre, auf dem Postulat Kraepelins basierend, daß gleiche Erscheinungsbilder gleiche Ursachen und gleichen Verlauf zeigen, führte zunächst zu der Unterscheidung zwischen endogenen und reaktiv-neurotischen Depressionen. Noch in den 70er Jahren war dieser Gegensatz eine selbstverständliche Voraussetzung der psychopathologischen Differenzierung. Für die Bestimmung der Endogenität entwickelte Kurt Schneider 1959 das Konzept eines „Grundsyndroms", das er in der *vitalen Verstimmung,* dem Darniederliegen der *leibnahen Vitalgefühle* postulierte. Es basiert auf der phänomenologischen Differenzierung Max Schelers zwischen vitalen, seelischen und geistigen Gefühlswelten. Noch in den 70er Jahren wurde behauptet, daß Antidepressiva nur bei endogenen Depressionen wirksam seien, obwohl damals schon von Weitbrecht (1973) der Begriff der *endoreaktiven Dysthymie* geprägt worden war für depressive Zustandsbilder, welche nicht eindeutig der Dichotomie endogen versus reaktiv-neurotisch zugeordnet werden konnten.

Endogen versus neurotisch-reaktiv

Noch fragwürdiger wurde diese Dichotomie durch empirische Untersuchungen mit einer quantifizierbaren psychopathologischen Methode. Kendell gab 1976 einen Überblick über die verschiedenen, damals gebräuchlichen Klassifikationen depressiver Syndrome. Er hob die Verwirrung auf diesem Gebiete hervor: Acht einfache Typologien, die von verschiedenen Autoren vorgeschlagen wurden, benutzten eine bis fünf Kategorien. Ferner gab es damals zwei hierarchische Klassifikationen und zwei dimensionale. Nach seiner Meinung bestand somit eine große Uneinigkeit über die psychopathologische Klassifikation depressiver Syndrome, jedoch ein Bedürfnis die zwei Typen „psychotisch endogen" und „reaktiv-neurotisch" voneinander abzugrenzen, obwohl für diese beiden Typen keine einheitliche syndromspezifische Vorstellung bestand. Die damals an verschiedenen Stichproben durchgeführten methodisch sauberen Untersuchungen durch mehrere Autoren zeigten mit Hilfe von Clusteranalysen auf *symptomatischer Ebene ein Kernsyndrom*. Mendels u. Cochrane (1968) bezeichneten es als Typus A der *Krankheit* Depression in Reinkultur, während Typus B eine Mischung verschiedener psychischer Störungen mit einer *unspezifischen depressiven Symptomatologie* darstelle, sozusagen eine Verwässerung des endogenen Kernfaktors. Auch Kiloh et al. (1972) betrachteten den Typus A depressiver Syndrome als eigentlichen Morbus, als Krankheitseinheit mit einer biologischen Basis, während der Typus B nur eine Facette des breiten Spektrums neurotischer Reaktionen auf Streß darstelle.

In meiner Zusammenfassung dieser Problematik habe ich 1979 folgendes festgestellt: „Bei depressiven Syndromen liegt die psychopathologische Problematik gewissermaßen umgekehrt als bei schizophrenen Störungen. Während hier die Vielgestaltigkeit auf symptomatologischer Ebene das Hauptproblem für eine Klärung des psychopathologischen Aufbaus dieser Syndrome bildet und die Erfassung einer Basisstörung erschwert, ist es *bei den depressiven Syndromen die Monotonie des Erscheinungsbildes, die sich einer syndromalen oder ätiologischen Klassifizierung entgegenstellt.*"

Hat sich nun in den 15 letzten Jahren an dieser Situation grundsätzlich etwas geändert? Wir können nach wie vor *drei methodische Zugänge* unterscheiden, um das Erscheinungsbild depressiver Syndrome, wie es sich uns auf der psychopathologischen Ebene darstellt, sinnvoll zu interpretieren. Dies geht aus dem kürzlich erschienenen verdienstvollen Berichtband von Mundt et al. (1991) hervor, der die Beiträge eines zu Ehren von Hubertus Tellenbach anläßlich seines 75. Geburtstages 1989 durchgeführten Symposiums enthält unter dem Titel: „Depressionskonzepte heute: Psychopathologie oder Pathopsychologie". Nach wie vor bildet die *phänomenologische Interpretation* an Einzelfällen besonders prägnanter depressiver Syndrome den Ausgangspunkt für weitere Fragestellungen. Die *klinische Forschung* hat ferner mit Hilfe operationalisierter diagnostischer Instrumente und Differenzierungen zu einer Reihe weiterer Definitionen der endogen bedingten Syndrome geführt, auf die wir im folgenden näher eingehen wollen. Schließlich haben *kognitiv psychologische Theorien* die Aufklärungsarbeit des Problembereiches ergänzt. Sie betreffen vor allem den theoretischen Hintergrund der Entstehung und Aufrechterhaltung depressiver Syndrome, nicht ihr Erscheinungsbild.

Resultate operationalisierter Klassifikationssysteme

Die Zahl *operationalisierter Klassifikationsanweisungen* für die Diagnose einer endogenen Depression ist nach Philipp et al. (1991) auf *19 operationale Definitionen* angewachsen. Mit dem polidiagnostischen Interview (Philipp u. Mayer 1986) und mit seinem computerisierten Anwendungsprogramm können diese unterschiedlichen Definitionen diagnostisch erfaßt und bezüglich ihrer Weite und gegenseitigen Übereinstimmung miteinander verglichen werden. In ihrer Studie (Philipp et al. 1991) wird versucht, die Häufigkeit der Verwendung einzelner Symptome aufzuzeigen und mit den vom DSM III-R zur Definition des Syndroms der „Major Depression" verwendeten in Beziehung zu setzen. Es wird die entscheidende Frage gestellt, ob sich das *syndromale Konzept der „Major Depression"* wirklich symptomatologisch von dem der endogenen Depression unterscheiden läßt.

Die Autoren haben mit Hilfe polydiagnostischer Ratings eine Stichprobe von 500 Patienten mit körperlich nicht begründbaren psychischen Störungen, die seit 1987 in der psychiatrischen Universitätsklinik Mainz aufgenommen wurden und 500 Patienten aus Praxen niedergelassener praktischer Ärzte, Allgemeinärzte und Internisten untersucht. Die beiden Stichproben wurden gepoolt und nach geraden und ungeraden Nummern erneut unterteilt, getrennt mit Faktorenanalyse und Clusteranalyse getestet und einander gegenübergestellt. Ergebnis: Die *72 Symptome* des Bereichs von Angst und Depression, die an jedem Patienten beurteilt wurden, führten zu einem *depressiven Kernsyndrom* und zu einer Serie von depressiven Randsymptomen, von denen nur vier dem Symptomenkatalog der „Major Depression" entstammten. Die übrigen Randsymptome, der größte Teil der ausgegrenzten Symptome, stammen aus dem Angstbereich.

Mit dieser quantitativen Methode an einer repräsentativen Stichprobe gelingt es mit Hilfe der Faktoren- und Clusteranalyse, ein depressives Kernsyndrom herauszuarbeiten, dessen Symptome weitgehend, wenn auch nicht vollständig, die Symptome der „Major Depression" beinhalten. Schlußfolgerungen der Autoren: Dieses Kernsyndrom geht deutlich über den Rand der majoren Depression hinaus und reicht weit in den Bereich der endogenen Depression hinein, wobei auch die Mehrheit der Symptome der minoren/dysthymen Depression und des generalisierten Angstsyndroms mit eingeschlossen werden. Es sei deshalb berechtigt, zunächst ein depressives Hauptsyndrom unter dem Titel der „Major Depression" zu definieren, das die Subkategorie „endogene Depression" einschließt, die dann in einem zweiten Schritt auszugrenzen ist.

Dieses Ergebnis an einer repräsentativen und ausreichend großen Stichprobe steht im Gegensatz zu der erwähnten Interpretation der beiden Depressionstypen von Kiloh et al. (1972), der postulierten These eines Typus A als eigentlichem Morbus oder Krankheitseinheit mit biologischer Basis und dem Typus B als Facette des breiten Spektrums neurotischer Reaktionen auf Streß. Denn Philipp et al. (1991) fanden auf deskriptiver Symptomebene entsprechend der amerikanischen Klassifikation des DSM III-R ein depressives Kernsyndrom, in dem die weitaus überwiegende Mehrzahl sowohl des majoren als auch des endogenen Symptomenkanons enthalten sind. Das heißt, *das depressive Hauptsyndrom* unter dem Titel der „Major Depression" wird empirisch als globales depressives Syndrom definiert, das die endogene Symptomatik mit einschließt. Diese muß dann in einem zweiten Diagnoseschritt als Subtyp der „Major Depression" abgegrenzt werden. Von den Autoren wird übrigens mit Recht angeführt, daß diese Ergebnisse quantitativer Daten der psychopathologisch operationalisierten Erhebungsmethodik *neben der phänomenologischen Interpretation depressiver Symptomatik* steht und diese nicht in Frage stellen kann.

Ich meine, daß diese Studie außerordentlich wertvoll ist, weil sie *die Methode der operationalisierten Diagnostik im Bereich depressiver Syndrome wegen der erwähnten Monotonie ad absurdum* führt. Man könnte auch sagen, daß der Berg eine Maus geboren hat oder, daß depressive Syndrome offensichtlich ein Chamäleon sind, das je nach Beleuchtung und nach Einfallswinkel für den Betrachter Farbe oder Glanz wechselt. Der große Wert dieser Studie liegt meines Erachtens gerade darin, daß eine auf operationalisierter Basis ganz erheblich verfeinerte Deskription empirisch nicht über einen Kernbereich depressiver Symptomatik mit einem fraglichen Subtyp endogener Konfiguration hinausführt.

Depressive Syndrome in der Praxis

Was hat dieses Ergebnis für die Praxis zu bedeuten? Wir sind berechtigt, uns im aktuellen Querschnitt auf *eine syndromale Diagnostik* zu beschränken. In der weitaus größten Zahl der Fälle sind wir konfrontiert mit dem depressiven Kernsyndrom, das von der „larvierten Depression" auf der einen Seite bis zu den psychotischen depressiven Zuständen auf der anderen *ein Kontinuum* darstellt. Deshalb sind die *Verlaufskriterien* für die Diagnostik besonders wichtig. Sie sind bekanntlich vielgestaltig: Auf der einen Seite klar abgrenzbare Phasen, die sich über Wochen, Monate und seltener über Jahre erstrecken, auf der anderen Seite chronische depressive Zustandsbilder ohne phasenhaften Verlauf, gelegentlich mit deutlichen, abgrenzbaren Episoden, deren krankheitsbedingter Beginn nur unscharf zeitlich zu lokalisieren ist, und schließlich die zyklothym verlaufenden Fälle.

Die Hoffnung, aus dem Querschnittbild auf der Ebene der Symptomatologie eine allgemeingültige Zuordnung machen zu können, welche gleichzeitig auch *ätiologische Konsequenzen* hat, müssen wir aufgeben. Ich möchte nur erwähnen, daß sich *das Bild der chronischen Depression,* wenn man die Grenze von 1–2 Jahren setzt, vom Bild der akuten depressiven Syndrome klinisch nicht wesentlich unterscheidet, wie unsere Tübinger Studie der chronisch-depressiven Syndrome ergeben hat. Auch hier die Einförmigkeit des Syndroms.

Das *zentrale Problem für die Praxis* der Behandlung scheint mir auf einer anderen Ebene zu liegen: Die Indikation zur phasenprophylaktischen Behandlung setzt eine Kenntnis des bisherigen phasenhaften Verlaufs voraus und kann nicht aus dem Querschnittbild gewonnen werden. Schwierig ist m. E. dagegen häufig das Entdecken depressiver Syndrome überhaupt, z. B. in der Allgemeinpraxis, beim Internisten oder für den konsiliarisch tätigen Psychiater bei den Patienten, die nicht primär in der Psychiatrie landen, und schwierig ist die Indikationsstellung für die Therapie mit Antidepressiva, damit diejenigen depressiven Patienten, welche von einer solchen Behandlung profitieren können, sie auch erhalten. Die Wirkung dieser Präparate zielt, wie wir seit der Einführung des Imipramins in die Behandlung depressiver Zustände durch Roland Kuhn wissen, auf *Zielsymptome,* vor allem auf die *vitale Verstimmung,* unabhängig von der postulierten Krankheitsgenese! Wir verstehen unter vitaler Verstimmung unbestimmte, häufig im Epigastrium erlebte Oppressionsgefühle, apathische körperliche Niedergeschlagenheit, häufig verbunden mit innerer Unruhe.

Für eine *praxisrelevante syndromale Diagnostik* haben sich nach unseren Erfahrungen folgende *Diagnosekriterien* bewährt. Man kann sie in neun Symptomen zusammenfassen, die drei Bereichen zuzuordnen sind (Heimann 1991):

Auf *intrapsychischer Ebene:*

1. Ein *fruchtloses Grübeln,* meistens über eine Schuld oder über ein Versagen, mit der Unfähigkeit, sich von diesen Gedankeninhalten zu lösen.
2. *Zeichen der Selbstentwertung,* ein Gefühl des Ungenügens, der Verfehlung, des Versagens, der ungenügenden Leistung.
3. Die *vitale Verstimmung,* d. h. negative Körperempfindungen, das Gefühl der Abgeschlagenheit, der Oppression, einer körperlich empfundenen quälenden Last.

Wenn diese intrapsychischen Symptome vorhanden sind, ist ein depressives Syndrom mit hoher Wahrscheinlichkeit anzunehmen.

Die *zweite Ebene* trifft das **Verhältnis des Depressiven zu seiner Umwelt:**

4. *Verlust des Interesses.* Dies zeigt sich vor allem an dem Verhältnis zu den Angehörigen oder an der Vernachlässigung früherer sozialer Aktivitäten und Hobbys.
5. *Verlust der Genußfähigkeit.* Was sinnliche Lust bereitet hat, Essen, Sexualität, anregende Gespräche etc., hat diese Wirkung verloren.
6. *Verlust der Arbeitsfähigkeit.* Was früher ohne Schwierigkeiten erledigt wurde, wird jetzt in der Depression zu einem schier unbezwingbaren Berg. Der Depressive unternimmt zwar immer neue Anläufe, um die von ihm selbst geforderten Arbeitsleistungen zu bewältigen, er steht aber nach hilflosen Versuchen meist ineffizient und dennoch ruhelos vor unerledigten Verpflichtungen.

Diese drei Symptome des Verhältnisses zur Umwelt sind verbunden mit einer für depressive Syndrome charakteristischen *Rückzugstendenz* und vor allem im sozialen Bereich mit einem typischen Vermeidungsverhalten. Da diese Verhaltensmerkmale auch bei konsumierenden körperlichen Erkrankungen auftreten, sind sie für depressive Syndrome unspezifisch. Diagnostisch erforderlich ist deshalb der Ausschluß somatischer Ursachen, um ihren depressiven Charakter näher zu bestimmen.

Auf *somatischer Ebene* finden wir:

7. *Appetit- und Gewichtsverlust*
8. *Verlust der Libido*
9. *Charakteristische depressive Schlafstörungen.* Letztere sind vor allem ein zerhackter Schlaf, d. h. häufiges nächtliches Erwachen und ein frühes morgendliches Erwachen mit der Unfähigkeit, wieder einzuschlafen, oft verbunden mit besonders quälender vitaler Verstimmung und Angst.

Wir dürfen nicht übersehen, daß auf körperlichem Gebiet, wenn auch wesentlich seltener, Auslenkungen in der anderen Richtung auftreten können, nämlich Appetitvermehrung, Hypersomnie und Verstärkung der Libido.

Nach so vielen Modellversuchen einer symptomatologischen Erfassung depressiver Syndrome ist das hier vorgeschlagene diagnostische Modell aus zwei Gründen nützlich: Erstens ist die Aufteilung der depressiven Syndromatik in drei Symptomkategorien aus didaktischen Gründen wichtig und nach unseren Erfahrungen für die Praxis der Entlarvung depressiver Symptomatik hilfreich, demnach für die Therapie bedeutsam. Zweitens ergibt die Aufteilung der depressiven Symptomatik in diese drei Kategorien für die mittlere Kategorie, für *das Verhältnis des Depressiven zu seiner Umwelt,* eine *Interpretation psychophysiologischer Befunde* bei depressiven Syndromen, auf die ich kurz eingehen möchte:

Psychophysiologie depressiver Syndrome

Diese psychophysiologischen Befunde betreffen einerseits die *vegetative Kommunikationsbereitschaft,* nämlich die Hemmung der Orientierungsreaktion an der Handinnenfläche, andererseits auf kortikaler Ebene als *Zeichen der Informationsabwehr* eine Verminderung der Größe der Erwartungswelle (CNV) und eine verstärkte postimperative Negativierung (PINV).

1. *Orientierungsreaktion:* Die Orientierungsreaktion ist eine Einstellung des psychophysischen Organismus auf eine aus der Umgebung auf ihn eintreffende Information, die als Signal wirkt und im Organismus bestimmte informationsverarbeitende Systeme bereitstellt, deren vegetative Auswirkungen meßbar sind (Abb. 1).

An der Hautleitfähigkeit der Handinnenfläche gemessen, zeigt die Orientierungsreaktion sich an einer phasischen Verstärkung der Schweißdrüsenaktivität, sozusagen ein vegetatives Signal der Kommunikationsbereitschaft. Denken wir daran, daß die Handinnenfläche ein ganz wesentliches Organ der Kommunikation schon beim Säugling darstellt. Untersucht man beispielsweise die Orientierungsreaktion mit Hilfe von 10 Tönen von 90 dB und 1000 Hz, die in ungleichmäßiger Abfolge über Kopfhörer angeboten werden, dann zeigt die Mehrzahl gesunder Probanden auch beim 10. Ton eine phasische Reaktion, d. h. keine Habituation (Abb. 2).

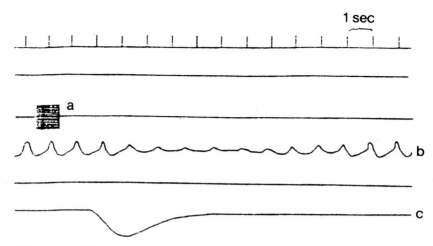

Abb. 1a–c. Orientierungsreaktion, gemessen am Fingerpuls (Vasokonstriktion) und am Hautwiderstand. **a** Ton, **b** Fingerpuls mit Vasokonstriktion, **c** vorübergehende Abnahme des Hautwiderstandes

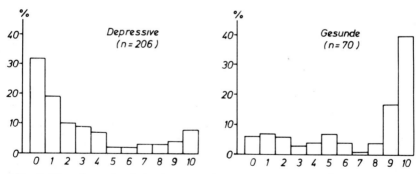

Abb. 2. Verteilung der Orientierungsreaktion bis zur Habituation bei 70 primär Depressiven (RDC) und 70 ihrem Alter entsprechend angeglichenen gesunden Kontrollpersonen

Depressive Patienten zeigen bei dieser Untersuchung dagegen in 40% der Fälle überhaupt keine phasische Reaktion und weitere 20% habituieren schon nach dem zweiten Ton (Abb. 2).

Dasselbe gilt jedoch auch für Schizophrene (Abb. 3). Schizophrene mit gehemmter oder unterdrückter Orientierungsreaktion (Nonresponder) unterscheiden sich jedoch auf der klinischen Ebene von

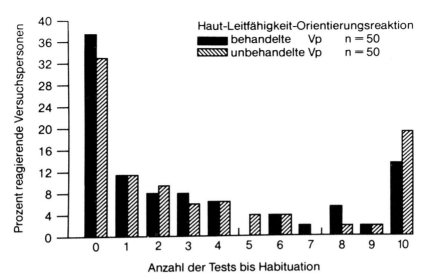

Abb. 3. Verteilung der Orientierungsreaktion bis zur Habituation bei 50 behandelten und 50 unbehandelten akut Schizophrenen

denjenigen, die nicht habituieren (Responder) durch signifikante Unterschiede in der BPRS-Skala, nämlich durch einen *stärkeren emotionalen Rückzug, ausgeprägtere motorische Verlangsamung, geringere Erregung, mehr somatische Beschwerden* und vor allem eine *stärkere Depressivität* (Abb. 4). Wir finden demnach bei beiden klinischen Kategorien ein *nosologisch unspezifisches psychophysiologisches Charakteristikum,* das sich in der Hemmung der Orientierungsreaktion ausdrückt. Es muß sich dabei um einen aktiven Prozeß handeln, denn sowohl bei depressiven wie auch bei schizophrenen Syndromen, wieder nosologisch unspezifisch, sind Pulsgeschwindigkeit, Hauttemperatur und der Kortisonspiegel, d. h. andere Aktivierungsparameter erhöht.

2. Daß die Hemmung der Orientierungsreaktion ein Indikator der Kommunikations- und Informationsabwehr, also ein Indikator für eine *Rückzugstendenz des Organismus* darstellt, geht aus den *psychophysiologischen Befunden* auf *kortikaler Ebene* hervor.

In beiden Syndromen finden wir in akustisch evozierten Potentialen verminderte Amplituden (N 1/P 2), *verminderte Erwartungswellen,* d. h. eine abgeschwächte langsame Negativität zwischen einem Warn-

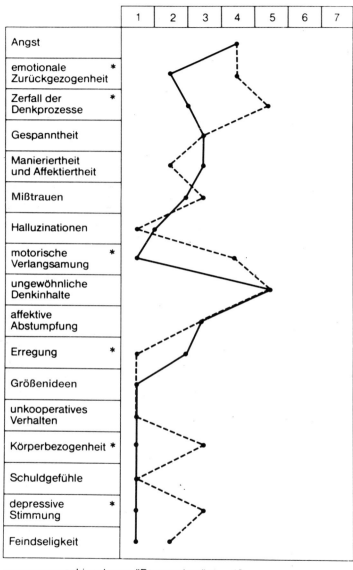

schizophrene "Responders"; n = 16
schizophrene "Non-Responders"; n = 17

Abb. 4. Psychopathologische Unterschiede in der BPRS-Skala zwischen schizophrenen Nonrespondern und schizophrenen Respondern in der Prüfung der Orientierungsreaktion (s. Text)

Design

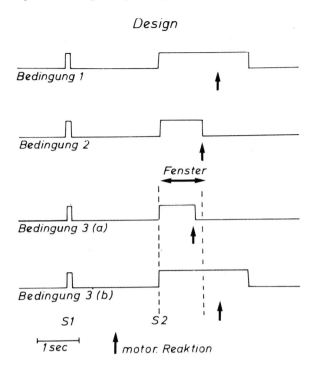

Abb. 5. Versuchsanordnung für die Untersuchung der Erwartungswelle und der postimperativen Negativierung unter 3 verschiedenen Reizbedingungen: *1.* Bedingung: Imperativer Reiz = sehr lauter Ton, Tastendruck ohne Konsequenz. *2.* Imperativer Reiz wird durch Tastendruck abgestellt. *3 a* und *b*: Erschwerung der Kontrolle über den unangenehmen lauten Ton dadurch, daß die Abschaltung nur dann erfolgt, wenn motorische Reaktion innerhalb eines vorgesehenen Zeitfensters erfolgt

reiz und einem sogenannten imperativen Reiz, auf welchen der Proband eine Taste drücken muß (Abb. 5–7).

Besonders charakteristisch ist in beiden Syndromen eine *verstärkte postimperative Negativierung (PINV)*. Sie tritt nach dem *imperativen Reiz* verstärkt auf, wenn es sich bei diesem um einen *unangenehmen lauten Ton* handelt, der vom Patienten durch den Tastendruck nicht gestoppt werden kann. In der 2. Bedingung verschwindet die PINV, weil der Tastendruck den Ton stoppt. Unter erschwerten Bedingungen (3. Bedingung) tritt sie wieder auf. Beim Gesunden wird nach Rockstroh et al. (1979) eine postimperative Negativierung provoziert, wenn der Proband sich einer Situation gegenübersieht, die für ihn unkontrollierbar wird.

Während demnach die *Erwartungswelle* eine lokale Aktivierung darstellt, sozusagen eine Bereitstellung informationsverarbeitender Potentiale, die bei depressiven Syndromanteilen gehemmt wird, ist die *postimperative Negativierung* eine lokale Aktivierung, welche hemmende Funktion hat.

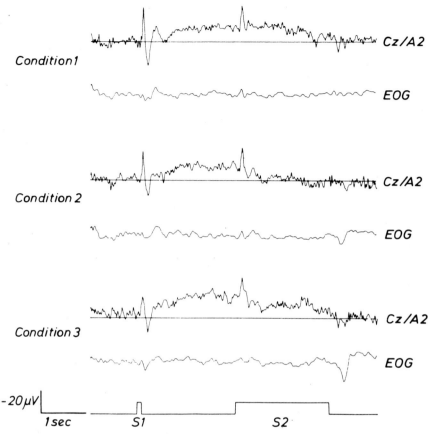

Abb. 6. Registrierbeispiel bei einer depressiven Patientin entsprechend den 3 Reizbedingungen: Postimperative Negativierung unter *Bedingung 1* besonders deutlich,
verschwindet praktisch unter *Bedingung 2* und tritt verstärkt wieder auf unter
Bedingung 3

Ein weiterer Hinweis auf eine gestörte vegetative Kommunikation
bei depressiven Syndromen ergibt die Untersuchung des *thermischen
Indifferenzbereiches* bei depressiven und schizophrenen Patienten
(Giedke et al. 1982). Dieser kann gemessen werden als Differenz
zwischen der subjektiv bestimmten Warm- und Kaltschwelle (Abb. 8).

Bei depressiven *und* schizophrenen Patienten besteht im Gegensatz
zu gesunden Kontrollen und Alkoholkranken eine *erhöhte Schwelle*

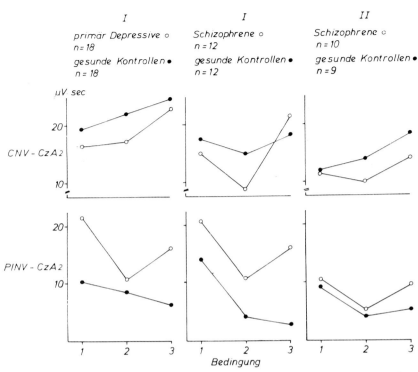

Abb. 7. Postimperative Negativierung unter 3 Reizbedingungen bei depressiven Patienten (links) und bei schizophrenen Patienten (rechts)

für Warmreize, nicht dagegen für Kaltreize. Dadurch wird der thermische Indifferenzbereich bei depressiven und schizophrenen Patienten verbreitet. Sie sind für die relativ unangenehmeren Kältereize ähnlich sensibel wie Gesunde, nicht jedoch für die relativ angenehmeren Wärmereize, d. h. es besteht bei diesen Syndromen eine gemeinsame differenzierte Tendenz in Richtung verminderter positiv empfundener Wahrnehmungen.

Hemmung der Orientierungsreaktion, Zeichen der Informationsabwehr bei Unkontrollierbarkeit unangenehmer Reize und geringere Empfindlichkeit gegenüber angenehmen fundamentalen Wahrnehmungen, welche für die Befindlichkeit wesentlich sind, können wir somit als Kennzeichen sowohl depressiver wie schizophrener Syndrome auffassen. Sie verweisen nosologisch unspezifisch auf eine fundamentale Dysregulation psychophysischer Konstanten des Orga-

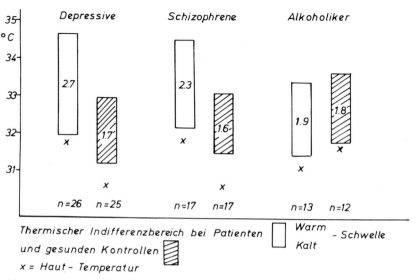

Abb. 8. Thermische Indifferenzbereiche bei Depressiven, Schizophrenen, Alkoholikern und gesunden Probanden. Erhöhung der Warmschwelle bei Depressiven und Schizophrenen

nismus in seiner Beziehung zur Umwelt und *ergänzen die mittlere Symptomkategorie, die wir in unserer Dreiteilung depressiver Symptomatik* hervorgehoben haben.

Nun stellt sich natürlich die Frage, wie diese fundamentale psychophysische Dysregulation, die nosologisch unspezifisch ist, im Zusammenhang mit der klinischen Krankheitslehre gedeutet werden kann. Ich meine, daß sie in einem pathophysiologischen Sinne uns *auf eine andere Interpretation der psychischen Krankheitsbilder verweist,* die eher einer hierarchischen Klassifikation entspricht als einem dichotomen Modell, wie wir es seit Kraepelin kennen (Heimann 1979, 1980, 1990). Das wäre nochmals ein anderer Lichtreflex auf unser Chamäleon, der hier nicht näher ausgeführt werden kann.

Literatur

Giedke H, Heimann H, Straube E (1982) Vergleichende Ergebnisse psychophysiologischer Untersuchungen bei Schizophrenien und Depressionen. In: Huber G (Hrsg) Endogene Psychosen. Diagnostik, Basissymptome und biologische Parameter. Schattauer, Stuttgart

Heimann H (1979) Psychophysiologie. In: Kisher KP, Meyer JE, Müller C, Strömgren E (Hrsg) Psychiatrie der Gegenwart, Bd I/1, 2. Aufl. Springer, Berlin Heidelberg

Heimann H (1979a) Psychopathologie. In: Kisker KP, Meyer JE, Müller C, Strömgren E (Hrsg) Psychiatrie der Gegenwart. Springer, Berlin Heidelberg New York

Heimann H (1979b) Auf dem Wege zu einer einheitlichen psychophysiologischen Theorie depressiver Syndrome. Prax Psychother Psychosom 24:281–297

Heimann H (1980) Nosologie und Pathophysiologie in der Psychiatrie – Aspekte der Krankheitslehre Kraepelins heute. Confinia psychiat 23:262–274

Heimann H (1990) Der Beitrag der Psychophysiologie und Neuropsychologie zum Problem der Unterteilung endogener Psychosen. In: Simhandl C, Berner P, Lucioni H, Alf C (Hrsg) Klassifikationsprobleme in der Psychiatrie. Ueberreuther, Wien Berlin

Heimann H (1991) Ärztliche Gesprächsführung und Psychotherapie mit depressiven Patienten. Therapiewoche 41:99–103

Helmchen H (1991) Psychiatrie für die Praxis. Therapiewoche 41:101

Kendell RE (1976) The classification of depressions: A review of contemporary confusion. Br J Psychiatry 129:15–28

Kiloh LG, Andrews G, Neilson M, Bianchi GN (1972) The relationship of the syndrome called endogenous and neurotic depression. Br J Psychiatry 121:183–196

Mendels J, Cochrane C (1968) The nosology of depression: An endogenous-reactive concept. Am J Psychiatry 124 (Suppl 1):1–11

Mundt CH, Fiedler P, Lang H, Kraus A (Hrsg) (1991) Depressionskonzepte heute: Psychopathologie oder Pathopsychologie. Springer, Berlin Heidelberg New York

Philipp M, Maier W (1986) The polydiagnostic interview: a structured interview for dimensional classification of endogenous depression. Derivation and validation. Acta Psychiatr 73:112–121

Philipp M, Maier W, Delmo CD, Baller R, Winter P, Schwarze H (1991) Das depressive Kernsyndrom am Vergleich der operationalisierten Klassifikationssysteme. In: Mundt et al. (Hrsg) Depressionskonzepte heute. Springer, Berlin Heidelberg New York

Rockstroh B, Elbert T, Lutzenberger W, Birbaumer N (1979) Slow cortical potentials under conditions of incontrollability. Psychophysiology 16:374–380

Schneider K (1959) Klinische Psychopathologie, 5. Aufl. Thieme, Stuttgart

Weitbrecht HJ (1973) Psychiatrie im Grundriß, 3. Aufl. Springer, Berlin Heidelberg New York

Diskussion

LEITUNG: EBERHARD LUNGERSHAUSEN

Diskutanten: ARND BAROCKA, Erlangen
HINDERK M. EMRICH, Hannover
MICHAEL GRÖZINGER, Mannheim
HANS HEIMANN, Tübingen
EBERHARD LUNGERSHAUSEN, Erlangen

LUNGERSHAUSEN:

Gibt es Fragen oder Anmerkungen zu dieser interessanten Darstellung der psychopathologischen und psychophysiologischen Befunde?

BAROCKA:

Da Sie sehr grundsätzliche Ausführungen gemacht haben, möchte ich Ihnen auch eine grundsätzliche Frage stellen, die auch für Herrn Emrich interessant sein könnte, und zwar nach der Rolle, die die Geschlechtsdifferenz in ihren Vorstellungen von der Depression spielt. Ich habe immer gefunden, daß man die Vorstellung eines Forschers über Depression sehr gut verstehen kann, wenn man ihn nach seiner Deutung der Geschlechtsdifferenz fragt, und das möchte ich bei Ihnen auch tun.

HEIMANN:

Ich kann dazu nur sagen, daß unsere psychophysiologischen Untersuchungen beide Geschlechter betrafen, aber es waren keine Untersuchungen, die spezifisch auf diesen Unterschied angelegt waren. Man weiß ja einiges darüber, es gibt sicher soziale Elemente, die eine Rolle spielen und auch immer wieder hervorgehoben werden, und ebenso gibt es sicher hormonelle Elemente. Das ist auch für die Schizophrenieauftretenswahrscheinlichkeit bekannt, aber es ist ein Problem, mit dem ich mich speziell nicht beschäftigt habe.

EMRICH:

Herr Heimann hat schon darauf hingewiesen, daß Herr Häfner diese aufregenden Befunde über das „Nachklappern" des Auftretens von Schizophrenien nach der Menopause bei den Frauen vorliegen hat, es gibt außerdem starke Hinweise darauf, daß der Temporallappen unter hormoneller Kontrolle steht. Insofern ist es sehr plausibel, daß die hormonellen Differenzen mit den „deszendierenden Systemen" zu tun haben, also dem, was ich als Komparatorsysteme, Amygdalawirkungen, das Einspeisen von Erregung in das limbische System beschrieben habe. Diese Leistungen sind in der Postmenopause – neurobiologisch gesehen – vermindert; die Seite der Anthropologie der Involution bleibt dabei zunächst unberührt.

LUNGERSHAUSEN:

Gut. Weitere Fragen?

GRÖZINGER:

Ich hätte eine Frage zu der Orientierungsreaktion. Lassen sich bei den Orientierungsreaktionen der Depressiven psychopathologisch Subgruppen unterscheiden, also Subgruppen unter denen, die schlechter reagieren und wieder andere Subgruppen unter denen, die normale Orientierungsreaktion aufweisen von den Depressiven?

HEIMANN:

Jetzt verstehe ich Sie nicht. Sie meinen, ob es auf klinischer Ebene auch Unterschiede gibt?

GRÖZINGER:

Genau.

HEIMANN:

Ja, das gibt es, aber eigentlich erstaunlich wenige. Ich bin davon ausgegangen, daß es endogen und nichtendogen Depressive gibt.

Zunächst habe ich angenommen, die endogenen sind die, die die Hemmung der Orientierungsreaktion zeigen. Das stimmt aber nicht. Es gibt dagegen Untersuchungen – auch von Lader u. Wing (1969), die wir bestätigen konnten –, daß sehr agitierte, ängstliche Depressive zu denen gehören, die nicht habituieren. Lader, und da stimme ich ihm zu, nimmt an, daß die Angst im Bereich der Depression eine Reaktion auf die Veränderung des primären Erlebens sein *kann*. Der Depressive schildert uns, daß er sich insgesamt verändert fühlt, ein Zustand, der zu einem Angstsyndrom führen kann, so daß die Hemmung der Orientierungsreaktion verschwindet. Es gibt noch einen weiteren Befund: Die Gehemmten in der Orientierungsreaktion sind auch die klinisch Gehemmten. Vergleicht man mit dem Symptom psychomotorische Hemmung, so findet man eine positive Korrelation zu der Hemmung der Orientierungsreaktion. Ein wenig gleicht es also dem klinischen Bild, aber nicht in dem erwarteten Maße.

LUNGERSHAUSEN:

Ich sehe keine weiteren Wortmeldungen. Ich bedanke mich, Herr Heimann.

Atypische Formen endogener Depression

Theo R. Payk

Vorbemerkungen

Die „klassische Form" der endogenen Depression ist allseits hinlänglich bekannt. Als typische Symptomatik wird im allgemeinen ein Krankheitsbild aufgefaßt, das durch grundlose Schwermut, Hemmung und Angst gekennzeichnet ist. K. Schneider (1950) nannte die vitale Traurigkeit „Gefühl der Gefühllosigkeit", Schulte (1961) sprach von „erlebter Leblosigkeit".

Im ICD-10 sind unter der Rubrik F32 als Merkmale der depressiven Episode aufgeführt: Bedrücktheit, Interessenverlust, Freudlosigkeit und Antriebsminderung sowie außerdem: Pessimismus, Konzentrationsstörungen, Selbstwertminderung, Schuldgefühle und Suizidgedanken. Laut DSM-III-R kennzeichnet die typische (major) depressive Episode Niedergeschlagenheit und Traurigkeit, Anhedonie, Hemmung oder Erregtheit, Gefühl der Wertlosigkeit, Selbstvorwürfe und Erschöpfung. Hinzu kommen oft Vitalstörungen wie Inappetenz, Gewichtsverlust, Hypotonie, Amenorrhoe und Schlafstörungen.

Bei den agitierten Depressionen tritt an die Stelle der Gehemmtheit eine quälende, körperlich spürbare innere Unruhe, einhergehend mit auch äußeren Zeichen von Erregtheit und Agitiertheit.

Innerhalb der Gruppe der endogenen Depressionen lassen sich weitere Prägnanztypen abgrenzen (Schrappe 1984), beispielsweise paranoide, larvierte, anankastische und phobische Depressionsformen sowie das „thymogene Hysteroid".

Aus der Sicht der traditionellen deutschsprachigen Psychiatrie sind sie nicht identisch mit den von West u. Dally (1950) identifizierten „atypical depressions".

Paranoide Depression

Bei etwa einem Fünftel der Depressiven sind Wahnsymptome festzustellen.

Im großen und ganzen kreisen die Themen des depressiven Wahns um Schuld, Armut und Krankheit, um – allerdings ins Groteske verzerrte – Urängste des Menschen (Schneider 1950; Janzarik 1956, 1957). Am häufigsten tritt Schuld- oder Versündigungswahn auf. Der Patient hält sich für schuldig an allen möglichen Unglücks- und Katastrophenfällen; er ist durchdrungen von der Gewißheit seiner Vergehen. Er hält sich für schlecht und minderwertig, hat alles falsch gemacht, gegen Gesetze verstoßen. Er fordert für sich Bestrafung, ja den Tod; besonders häufig kommen hier Suizide und Suizidversuche vor.

Bei dem Verarmungswahn stehen unkorrigierbar im Mittelpunkt nicht nachvollziehbare Sorgen um die Existenz, die Familie, den Arbeitsplatz; trotz gegenteiliger Beweise hält der Patient an der Gewißheit fest, mittellos zu sein, ja selbst keine Kleidung und keine Nahrung mehr zu besitzen. Der Armutswahn kann sich ausdehnen bis in einen expansiven allgemeinen Nihilismus einschließlich der Behauptung, der Betroffene selbst sei nicht mehr vorhanden und in Wirklichkeit ein anderer.

Der hypochondrische Wahn (primäre Hypochondrie) beinhaltet, an einer unheilbaren Krankheit zu leiden und im Grunde von allen getäuscht, in Wirklichkeit aufgegeben zu sein.

Gemeinsam ist allen Wahnthemen, daß sie stets in extremer Form auf Negatives und Pessimistisches bezogen sind, ohne Aussicht auf Hoffnung, Hilfe oder Besserung (Tölle u. Wefelmeyer 1987).

Larvierte Depression

Eine häufig verkannte Sonderform der endogenen Depression stellt die sog. larvierte Depression dar. Diese Bezeichnung wurde im deutschen Sprachraum in den 60er Jahren erstmals von Pakesch (1967) verwendet und später vor allem von Walcher (1969) u. Kielholz (1973) bekannt gemacht.

Es handelt sich dabei um ein Krankheitsbild, bei dem weitgehend körperliche Beschwerden und Mißempfindungen im Vordergrund stehen und erst in zweiter Linie die klassischen psychopathologischen Symptome wie Niedergeschlagenheit, Angstgefühl, Hemmung usw. registriert werden. K. Schneider (1967) sprach treffend von „depressio sine depressione".

Beschreibungen körperlicher Symptome in Verbindung mit depressiven Zustandsbildern gab es bereits in der Antike. Später wurden in detaillierter Form vitaldepressive Symptome eingehend im Rahmen kasuistischer Beiträge beschrieben, so auch von Kraepelin (1883). Teils wurden sie als „vegetative Äquivalente" (Cimbal 1929), „thymopathische Äquivalente" (Lopez-Ibor 1950) oder „affektive Äquivalente" (Fonseca 1963) angesehen.

Der von Lesse (1968) erstmals im Jahre 1967 verwendete Terminus „masked depression" bedeutet das gleiche und wurde von Heinrich (1970) eingedeutscht in „maskierte Depression". Wie bereits erwähnt, dominieren vielfältige und diffuse körperliche Mißempfindungen, die sich größtenteils im Kopf manifestieren, aber auch im Thorakal- und Abdominalbereich sowie in den Gliedmaßen. Die Patienten klagen beispielsweise über einförmigen Kopfschmerz und Kopfdruck, Brennen und Klopfen im Gesicht, Leeregefühl im Kopf, Schwindel, Ohrgeräusche, Druckgefühl auf den Augen, des weiteren über brennende, ziehende, bohrende oder klopfende Schmerzen am ganzen Körper, häufig verbunden mit einer quälenden, intensiven Unruhe im Brust- und Bauchbereich sowie in Armen und Beinen. Zusätzlich werden immer auch erhebliche Schlafstörungen, rasche Erschöpfbarkeit und Müdigkeit, Gewichtsverlust, Inappetenz und allgemeine Leistungsunfähigkeit vorgebracht.

Nach einer Untersuchung von Geisler (1973) waren außer Schlafstörungen Kopfschmerzen, abdominelle Beschwerden, Angstgefühle und Herzbeschwerden die häufigsten Symptome. Die Vielgestaltigkeit der Beschwerden, die kaum je einer Organsystematik zuzuordnen sind, führt immer wieder zu diagnostischen Problemen und – damit einhergehend – zu wiederholten Organuntersuchungen und ebenso vielen Behandlungsversuchen, bis schließlich fachärztlicherseits die Diagnose einer Depression – stets eine Ausschlußdiagnose – gestellt und eine adäquate Therapie eingeleitet wird.

Es bestehen fließende Übergänge zu der von Weitbrecht (1952) sog. „endoreaktiven Dysthymie", einem depressiven Krankheitsbild, bei dem ein langsames Hineingleiten in eine allmähliche Vitalisierung mit ausgeprägter, folgender Hypochondrie beobachtet wird, während der Affekt eher durch Dysphorie und Mißmutigkeit gekennzeichnet sein soll. Weitbrecht zitierte in diesem Zusammenhang die von Lemke (1949) beschriebene „vegetative Depression", die er mit dienzephalen Störungen in Zusammenhang brachte. Hier standen im Vordergrund Veränderungen der Vasomotorik, des Blutdrucks, der hormonellen Aktivitäten, des Schlafens und des Stoffwechsels (s. a. Glatzel 1967).

Weitbrecht (1972) erinnerte auch an die von Hutter (1939) referierten endogenen Depressionszustände, die gekennzeichnet sein sollen durch frühzeitiges Versagen in Verbindung mit diffusen, aber ausgeprägten körperlichen Beschwerden. Die von Kielholz (1957) beschriebene „Erschöpfungsdepression" ist demgegenüber als Folgeerscheinung affektiver Dauerbelastung aufzufassen (s. a. Kielholz u. Hole 1969).

Anankastische Depression

Nicht ganz selten können Zwänge Symptome einer endogenen Depression sein. Bereits 1899 nannte Heilbronner (1912) eine Kombination von Zwangsvorstellungen und Melancholie „Zwangsvorstellungspsychosen", nachdem er mehrere solcher Krankheitsverläufe bei Patienten beobachtet hatte, die periodisch an depressiven und vereinzelt auch manischen Phasen erkrankt waren. Er beschrieb als Beispiel eine 34jährige Patientin, die gleichzeitig sowohl von tiefer Schwermut und Angst wie auch von quälenden Zwangsgedanken mit dem Inhalt befallen wurde, ihrem Kind könne durch ihre Schuld etwas zustoßen.

Wenig später veröffentlichte Bonhoeffer (1913) eine ähnliche Kasuistik und stellte die Hypothese auf, daß zwischen Zwangsvorstellung und manisch-depressiver Erkrankung enge Beziehungen bestehen müßten. Der Zwang sei in vielen Fällen das Symptom, das den an Depression Erkrankten am meisten quäle und derjenige habe den Heilerfolg, der den Patienten zu einer Zeit behandele, in welcher die Krankheit nach den unbekannten Gesetzen des endogenen Prozesses spontan ihrem Ende zuneige.

In der Folgezeit wurde von weiteren Autoren wie Stöcker (1914), Beck (1920), Pilcz (1922) Stengel (1959) und de Boor (1949) die Annahme bekräftigt, daß Zwangssyndrome in der zyklothymen Depression verankert sein könnten. Mit Verbreitung psychodynamischer Hypothesen geriet diese Annahme jedoch zunehmend in den Hintergrund, da von tiefenpsychologischer Seite Ätiologie und Pathogenese des Zwanges gänzlich andersartig sichtbar gemacht wurden.

Erste systematische Untersuchungen von Lauter (1962) an 4000 Krankengeschichten endogen Depressiver ergaben, daß bei 1,7% eindeutige Zwangssymptome dominierten. Kennzeichnend war, daß die anankastische Symptomatik die phasische depressive Verstimmung in den Hintergrund treten ließ, gewöhnlich auch überdauerte. Lauter nahm als besondere Erscheinungsform eine „anankastische Depression" an, vergleichbar etwa der „hypochondrischen Depression" (Sattes 1955).

Er fand bei den untersuchten Patienten mit Anankasmen folgende Verteilung der verschiedenen Zwangserscheinungen:
Bei 50 % Aggressionsphobien und kriminelle Impulse,
bei 30 % religiöse Grübelzwänge,
bei 21 % einen Waschzwang,
bei 19 % eine Beschmutzungsangst,
bei 18 % einen Kontroll- und Wiederholungszwang,
bei 14 % einen Zähl- oder Melodiezwang, und
bei 9 % sexuelle Zwangsvorstellungen.

Lauter wie auch später Meyer (1974) sowie Langen u. Thümler (1974) ergänzten, daß der Gesamtverlauf der anankastischen Depression im Vergleich zur Gesamtgruppe ungünstiger sei; die einzelnen Phasen dauerten um etwa 1/4 länger als rein depressive Phasen, gingen jedoch seltener mit Suizidalität einher. Nach Untersuchungen von Gittleson (1966) traten sogar bei 25 % von 346 Patienten mit Depression Zwangssymptome auf, zu einem geringen Teil (4 %) mit Wahn einhergehend. Die Zwänge zeigten tagesrhythmische Schwankungen wie typische Depressionen.

Taschev (1970) gab demgegenüber lediglich einen Anteil von 3, 6 % an Zwangssyndromen bei endogenen Depressionen an. Vaughan (1976) fand, daß außer Zwangsgedanken Angst und Unruhe vorherrschten.

Eigenen Untersuchungen zufolge (Payk 1976) war zu diesem Subtyp der endogenen Depression folgendes festzuhalten:
Die beobachteten Grübel- und Verletzungszwänge waren lediglich während deutlich abgegrenzter Phasen zu beobachten, die etwa im Durchschnitt 2–4 Monate dauerten. Außerhalb dieser Krankheitsphasen waren die Patienten nach eigenen und Fremdangaben psychisch unauffällig. Äußere Anlässe waren nicht zu eruieren. Die Primärpersönlichkeit bot nichts Auffälliges; im besonderen waren anankastische Charakterzüge u. ä. nicht bekannt.

Die konsequente thymoleptische Behandlung führte zu weitestgehender Remission der Zwangssymptome, welche den depressiven Hintergrund meist etwas überdauerten.

Hysteriforme Depression

Involutionsdepressionen gehen bekanntlich besonders häufig mit Getriebenheit und Klagsamkeit einher, wodurch der Begriff „Jammerdepression" seine Erklärung findet. Wenn theatralisch anmutendes Gehabe auffällig in Erscheinung tritt, wird gelegentlich von „hysterischem Verhalten" o. ä. gesprochen. Gerade letzteres kann jedoch Ausdruck und Symptom der depressiven Erkrankung sein. Erst die vertiefte Analyse der Symptomatik bietet die Möglichkeit, hysterische von pseudohysterischen Symptomen zu unterscheiden und der Gefahr zu entgehen, dort hysterisches Verhalten anzunehmen, wo es sich in Wirklichkeit um depressives Geschehen handelt (Kraus 1985). Daß endogen-depressive Phasen weitgehend durch pseudohysterische Symptome gekennzeichnet sein können, ist zwar nicht neu, wird jedoch häufig übersehen. Bereits Raecke (1905) machte darauf aufmerksam, daß bei Patienten mit zirkulärer Depression lautes Stöhnen und Jammern, Herumwälzen auf dem Boden und Raufen der Haare beobachtet wurden. Specht (1906) nannte diese Depressionsform „Hysteromelancholie". Ähnliche Hinweise finden sich später u. a. bei Lange (1928) und Hutter (1939).

Nach differentialdiagnostischer Abgrenzung zu den echten hysterischen Störungen, welche zusätzlich mit Depressivität einhergehen (Martin 1974; Mentzos 1973) verbleiben ohne Zweifel Spielarten vor allem der Involutionsdepression, die querschnittsmäßig als schwer hysterisches Verhalten imponieren können. In Wirklichkeit handelt es sich um ein klar psychotisches Geschehen mit einer „psychotisch erzwungenen Umstrukturierung des Charakters" nach Lauter (1969).

Liebowitz u. Klein (1979) sprachen von „hysteroid dysphoria" als Subtyp der Depression. Wie bereits Garcia u. Sander (1983) beobachteten auch wir ältere Patienten, bei denen im Längsschnitt die Diagnose einer Involutionsdepression gesichert war, die jedoch im Querschnitt in ausgeprägter Form pseudohysterische bzw. hysteriforme Verhaltensweisen boten. Die Verhaltensstörungen erschienen derart demonstrativ aufdringlich und zugleich infantil-regressiv, daß immer wieder Zweifel an der Diagnose einer endogenen Depression aufkamen (Payk 1990).

Psychopathologisch zeigten sich beispielsweise bei einer 64jährigen Patientin außer Unruhe und monotoner Klagsamkeit Astasie mit folgenden stereotypen Tret- und Strampelbewegungen, Zusammenkrümmen, Daumenlutschen und Einnässen wie auch Einkoten. Ferner wälzte sich die Patientin im Bett hin und her, schlug mit dem Kopf an die Wand oder den Schrank, schloß bei Ansprache die Augen und stöhnte. Zum Essen oder Trinken aufgefordert, preßte sie den Mund zu oder würgte die Speisen wieder heraus. Nach 11monatigem Aufenthalt kam es zu einer allmählichen Remission. Die beschriebenen Verhaltensauffälligkeiten nahmen ab und verschwanden schließlich ganz.

Eine andere Patientin, 69 Jahre alt, suchte bei jeder sich bietenden Gele-
genheit Körperkontakt zu Pflegepersonal oder Ärzten, brach dabei in Tränen aus, taumelte beim Gehen, ließ sich gegen die Wand fallen und zitterte
bis zu ausgesprochenen Schüttelanfällen. Zu anderen Zeiten wanderte sie
laut jammernd über den Flur, klopfte an die Zimmertüren, klammerte sich
an Mitpatienten, nahm diesen auch das Essen fort oder machte sich über
den Kühlschrank der Station her, suchte sogar Essensreste aus dem Abfall-
eimer oder Spülstein heraus. Medikamente wurden ausgespuckt, Besuche
verweigert. Zu anderen Zeiten verkroch sich die Patientin im Bett, zog die
Vorhänge zu und ließ sich rundum versorgen.

Wie auch von Garcia u. Sander (1983) beschrieben, boten diese
Patientinnen sowohl Symptome in Richtung des Appellativen einerseits wie auch des Theatralisch-Selbstdarstellerischen andererseits.
Eigen- und fremdanamnestisch wie auch aufgrund der Verlaufsbeo-
bachtungen war das Vorliegen einer Persönlichkeitsstörung oder
hysterischen Neurose zu verwerfen. Interessant war auch, daß im
Unterschied zum „Hysteriker" die Patientinnen sich später, nach Aus-
klingen der depressiven Phase, auf ihre Verhaltensweisen angesprochen, als offensichtlich peinlich berührt erwiesen und dem Thema am
liebsten auswichen.

Phobische Depression

Nach Beobachtung entsprechender Krankheitsverläufe stellt sich die
Frage, ob es – analog zu den genannten Depressionsformen – auch
solche mit phobisch akzentuierter Symptomatik gibt. Da wiederholt
auf mögliche gemeinsame Wurzeln zumindest von Panikerkrankungen
und Depression hingewiesen wurde (Raskin et al. 1982; Leckmann et
al. 1983; Breier et al. 1985) wäre eine solche Annahme nicht unrealistisch. Ohne der Einheitspsychose bzw. einer „Einheitsdepression"
das Wort reden zu wollen, sei folgende Verlaufsbeobachtung einer
phasisch auftretenden Phobie zur Diskussion gestellt:

Bei einem 1945 geborenen Juristen, Mitglied einer größeren Kanzlei, traten
erstmals im Alter von 34 Jahren aus heiterem Himmel intensive herzphobi-
sche Beschwerden auf, die Anlaß zu wiederholten allgemein-ärztlichen und
internistischen Untersuchungen gaben. Der Onkel des Patienten, der selbst
Arzt war, versuchte den Patienten mit Hinweis auf „vegetative Übererreg-
barkeit" zu beruhigen und verordnete ein Benzodiazepin-Präparat. Hier-
durch wurden die Beschwerden in gewissem Umfang entaktualisiert, jedoch
verblieben über längere Zeit, über etwa 1/2 Jahr, Ängstlichkeit und Unbe-
hagen, verbunden mit einer gewissen Übervorsichtigkeit und Schonhaltung.
7 Jahre später stellten sich klaustrophobische Zustände ein, die sich erheblich steigerten und zusätzlich einhergingen mit Zwangsgrübeleien, Nieder-

geschlagenheit und erheblichen Schlafstörungen. Der Patient konnte sich nicht mehr in engen oder geschlossenen Räumen aufhalten, auch kaum noch Auto fahren, vor allem nicht auf der Autobahn oder Schnellstraße, nicht durch Unterführungen, Tunnels oder in Tiefgaragen, wo er mehrfach panikartig das Auto angehalten und verlassen hatte. Da er es auch vermied, mit öffentlichen Verkehrsmitteln zu fahren, mußte ihn seine Frau eine Zeitlang chauffieren.

Besondere äußere Auslöser waren nicht zu eruieren; der Patient war seit über 10 Jahren gut verheiratet und hatte 2 Kinder. Familiäre Probleme gab es nicht, auch keine im beruflichen Bereich.

Sein Hausarzt verordnete ihm zunächst ein Benzodiazepin ohne besonderen Erfolg. Nachdem versuchsweise Amitriptylin eingesetzt worden war, besserten sich zunächst deutlich die Schlafstörungen, sodann das gesamte Beschwerdebild. Nach einer Dauer von etwa 2 1/2 Monaten bestanden keinerlei Beschwerden mehr; der Patient konnte sich wie zuvor völlig frei bewegen, insbesondere Auto fahren, den Fahrstuhl benutzen und auch wieder fliegen.

Weitere 4 Jahre später, mit 45 Jahren, überfiel ihn während einer Besprechung wiederum ein panikartiger Angstzustand und er mußte den Raum verlassen. In der Folgezeit war er immer weniger in der Lage, in Anwesenheit anderer, insbesondere bei Konferenzen, Besprechungen u. ä. im Zimmer zu bleiben, da er einen immer stärker werdenden Drang verspürte, den Raum zu verlassen.

Im großen und ganzen wiederholte sich die frühere Symptomatik, die auch durch einen Erholungsurlaub nicht gebessert wurde. Im Mittelpunkt der klaustrophobischen Ängste stand die Befürchtung, ohnmächtig zu werden oder umzufallen, die Kontrolle über sich oder den Verstand zu verlieren. Der Patient konnte vorübergehend seinen Beruf nicht mehr ausüben.

Vor allem frühmorgens überfielen ihn intensive, zwanghafte Grübeleien, mit – wie er sagte – „fixen Ideen", quälende Unruhe und unbestimmte Angstgefühle.

Der Hausarzt verschrieb anfangs Opipramol, das von fachärztlicher Seite durch Doxepin ersetzt wurde.

Nach etwa 6 Monaten waren die Klaustro- und Brückenängste und Zwangsgrübeleien vollständig abgeklungen.

Auf der einen Seite war festzustellen, daß eingehende Untersuchungen in psychodynamischer Hinsicht nichts Greifbares zutage förderten. Auf der anderen Seite war festzustellen, daß der Patient nach Wiederherstellung seine frühere Lebensfreude, frei von Ängsten, wiedererlangt hatte und voller Aktivität und Optimismus seinem Beruf nachging. Er selbst konnte sich seine Angstzustände überhaupt nicht erklären. Die Medikation war nach der Remission allmählich reduziert und schließlich ganz abgesetzt worden.

In Anbetracht dieses Verlaufes und auch einiger ähnlicher Katamnesen drängt sich die Frage auf, ob es nicht auch einen Prägnanztyp aus der Gruppe der Zyklothymien mit phobischer Akzentuierung gibt. Den Untersuchungen von Steck (1983) zufolge erbrachte eine Clusteranalyse an 570 depressiven Patienten, daß bei rund 12% auch phobische Symptome angegeben wurden wie beispielsweise Raumängste.

Schrappe (1984) nennt den phobischen neben dem hypochondrischen, paranoiden und anankastischen Typ als zum „zyklothymen Achsensyndrom" (Glatzel 1982) gehörig.

Bekanntlich kommen Ängste bei depressiven Patienten häufig vor (Roth u. Mountjoy 1982; Crowe et al. 1983; Fawcett u. Kravitz 1983).

Kuhs (1990) fand bei den meisten die klassischen depressiven Ängste wie Schuld-, Verarmungs-, hypochondrische und Versagensangst, aber auch körperliche und gegenstandslose Angstgefühle.

Die Befunde von Angst u. Dobler-Mikola (1985) aus der Züricher Studie lassen ebenfalls am Großteil der Patienten Überschneidungen von Angst und Depressivität erkennen.

Im DSM-III-R finden als Nebenmerkmale der Depression auch Panikattacken und Phobien Erwähnung, allerdings als zweitrangige Symptome.

Analog zur anankastischen Depression bietet die phobische Depression jedoch in erster Linie das Bild einer Phobie und erst an zweiter Stelle typische depressive Symptome, so daß querschnittsmäßig eher an eine phobische Neurose gedacht wird. Ex invantibus mag ein Behandlungsversuch mit Desipramin oder Serotonin-reuptake-Hemmern helfen, die Diagnose zu klären.

Literatur

Angst J (1966) Zur Ätiologie und Nosologie endogener depressiver Psychosen. Springer, Berlin Heidelberg New York
Angst J, Dobler-Mikola A (1985) The Zurich study – VI. A continuum from depression to anxiety disorders? Eur Arch Psychiatry Neurol Sci 235:179–186
Beck DJ (1920) Zwang und Depression. Monatsschr Psychiatr Neurol 48:273–300
Bonhoeffer K (1913) Über die Beziehung der Zwangsvorstellungen zum Manisch-Depressiven. Monatsschr Psychiatr Neurol 33:354–357
de Boor W (1949) Die Lehre vom Zwang. Fortschr Neurol Psychiatr 17:49–85
Breier A, Charney DS, Heninger GR (1985) The diagnostic validity of anxiety disorders and their relationship to depressive illness. Am J Psychiatry 142:787–797
Cimbal W (1929) Vegetative Äquivalente der Depressionszustände. Dtsch Z Nervenheilk 107:36–41
Crowe RR, Noyes R, Pauls DL, Slymen D (1983) A family study of panic disorder. Arch Gen Psychiatry 40:1065–1069
Fawcett J, Kravitz HM (1983) Anxiety syndromes and their relationship to depressive illness. J Klin Psychiatry 44:8–11
Fonseca da AF (1963) Affective equivalents. Br J Psychiatry 109:464–476
Garcia C, Sander HJ (1983) Pseudohysterische Verhaltensweisen bei endogenen Depressionen. Nervenarzt 54:353–362

Geisler LS (1973) Larvierte Depressionen im internistischen Krankengut. In: Kielholz P (Hrsg) Die larvierte Depression. Huber, Bern Stuttgart Wien

Gittleson NL (1966) The pharmacology of obsessions on depressive psychosis. Br J Psychiatry 112:261–264

Glatzel J (1967) Über zyklothyme Depressionen mit vegetativer Symptomatik. Fortschr Neurol Psychiatr 35:441–452

Glatzel J (1982) Endogene Depression. Thieme, Stuttgart New York

Heilbronner K (1912) Zwangsvorstellung und Psychose. Z Ges Neurol Psychiatr 9:301–308

Heinrich K (1970) Die maskierten Depressionen. Depressive Erkrankungen. Banaschweski, München

Hutter A (1939) Die Psychopathologie der schwermütigen Psychosen und die klinischen Depressions- und Melancholietypen. Nervenarzt 12:281–289

Janzarik W (1956) Der lebensgeschichtliche und persönlichkeitseigene Hintergrund des cyclothymen Verarmungswahns. Arch Psychiatr Z Neurol 195:219–234

Janzarik W (1957) Die cyklothyme Schuldthematik und das individuelle Wertgefüge. Schweiz Arch Neurol Psychiatr 80:173–208

Kielholz P (1957) Diagnostik und Therapie der depressiven Zustandsbilder. Schweiz Med Wochenschr 87:87–90

Kielholz P (Hrsg) (1973) Die larvierte Depression. Huber, Bern Stuttgart Wien

Kielholz P, Hole G (1969) Differentialdiagnostik der endogenen Depressionen, Erschöpfungsdepressionen, Dysthymien und Schizophrenien. In: Huber G (Hrsg) Schizophrenie und Zyklothymie. Thieme, Stuttgart

Kraepelin E (1883) Lehrbuch der Psychiatrie, 2. Aufl. Barth, Leipzig

Kraus A (1985) Phänomenologie pseudohysterischer Verhaltens- und Erlebnisweisen Melancholischer. Fortschr Neurol Psychiatr 53:469–475

Kuhs H (1990) Angsterleben bei depressiven Erkrankungen. In: Lungershausen E, Kaschka WP, Witkowski RJ (Hrsg) Affektive Psychosen. Schattauer, Stuttgart

Lange J (1928) Die endogenen und reaktiven Gemütserkrankungen und die manisch-depressive Konstitution. In: Bumke O (Hrsg) Handbuch der Geisteskrankheiten. Springer, Berlin

Langen D, Thümler R (1974) Verlauf und Prognose von Zwangssyndromen. In: Hahn P, Stolze R (Hrsg) Zwangssyndrome und Zwangskrankheit. Lehmanns, München

Lauter H (1962) Die anankastische Depression. Arch Psychiatr Z Neurol 203:433–451

Lauter H (1969) Phasenüberdauernder Persönlichkeitswandel und persistierende Symptome bei der endogenen Depression. In: Hippius H, Selbach H (Hrsg) Das depressive Syndrom. Urban & Schwarzenberg, München Berlin Wien

Leckmann JF, Weissmann MM, Merikangas KR, Pauls DL, Prusoff BA (1983) Panic disorder and major depression. Arch Gen Psychiatry 40:1055–1060

Lemke R (1949) Über die vegetative Depression. Psychiatr neurol Med Psychol 1:161–166

Lesse S (1968) The multivariants masks of depression. Am J Psychiatry 124:35–40

Liebowitz MR, Klein DF (1979) Hysteroid dysphoria. Psychiatr Clin North Am 2:555–575

Lopez-Ibor JJ (1950) La angustia vital. Paz Montalvo, Madrid

Martin P (1974) Dynamic considerations of the hysterical psychosis. Sis Am J Psychiatry 128:745–748

Meyer JE (1974) Die psychotischen Zwangssyndrome und ihre Abgrenzung von den Zwangsneurosen. In: Hahn P, Stolze R (Hrsg) Zwangssyndrome und Zwangskrankheit. Lehmanns, München

Mentzos S (1973) Zur Psychodynamik der sogenannten „hysterischen" Psychosen. Nervenarzt 44:285–291

Pakesch E (1967) Zum Syndrom der larvierten Depression. In: Kranz H, Heinrich K (Hrsg) Pharmakopsychiatrie und Psychopathologie. Thieme, Stuttgart

Payk TR (1976) Zwangssymptome im Verlauf endogener Depressionen. Nervenarzt 47:343–346

Payk TR (1987) Klinik und Diagnostik der larvierten Depression. Z Allg Med 63:173–176

Payk TR (1990) Hysteriforme Störungen bei Involutionsdepressionen. In: Lungershausen E, Kaschka WP, Witkowski RJ (Hrsg) Affektive Psychosen. Schattauer, Stuttgart

Pilcz A (1922) Zwangsvorstellungen und Psychose. Jb Psychiatr Neurol 41:123–126

Raecke J (1905) Zur Lehre vom hysterischen Irresein. Arch Psychiatr Nervenkr 40:171–211

Raskin M, Peeke HVS, Dickmann W, Pinsker H (1982) Panic and generalized anxiety disorders. Arch Gen Psychiatry 39:687–689

Roth M, Mountjoy CO (1982) The distinction between anxiety states and depressive disorders. In: Paykel ES (ed) Handbook of affective disorders. Churchill Livingstone, Edinburgh London Melbourne New York

Sattes H (1955) Die hypochondrische Depression. Marhold, Halle

Schneider K (1950) Die Aufdeckung des Daseins durch die cyclothyme Depression. Nervenarzt 21:193–194

Schneider K (1967) Klinische Psychopathologie, 8. Aufl. Thieme, Stuttgart

Schrappe O (1984) Differentialdiagnose versus Differentialtypologie affektiver Psychosen. In: Schrappe O, Gallenkamp U (Hrsg) Endogene Depression. Schattauer, Stuttgart

Schulte W (1961) Nichttraurigseinkönnen im Kern melancholischen Erlebens. Nervenarzt 32:314–320

Specht G (1906) Über Hysteromelancholie. Zentralbl Nervenheilk Psychiatr 29:545–557

Steck P (1983) Erlebnisanalyse depressiver Verstimmungen. Habilitationsschrift, Universität Würzburg

Stengel E (1959) Classification of mental disorders. Bull WHO 21:601–663

Stöcker W (1914) Über Genese und klinische Stellung der Zwangsvorstellungen. Z Neurol Psychiatr 23:121–127

Taschev T (1970) Zur Klinik der Zwangszustände. Fortschr Neurol Psychiatr 38:89–110

Tölle R, Wefelmeyer T (1987) Wahn bei Melancholie. In: Olbrich H (Hrsg), Halluzinationen und Wahn. Springer, Berlin Heidelberg New York Tokyo

Vaughan M (1976) The relationship between obsessional personality, obsessions in depression, and symptoms of depression. Br J Psychiatry 129:36–39

Walcher W (1969) Die larvierte Depression. Hollinek, Wien

Weitbrecht HJ (1952) Zur Typologie depressiver Psychosen. Fortschr Neurol Psychiatr 20:247–269

Weitbrecht HJ (1972) Depressive und manische endogene Psychosen. In: Kisker KP, Meyer JE, Müller M, Strömgren E (Hrsg) Psychiatrie der Gegenwart, Bd II/1, 2. Aufl. Springer, Berlin Heidelberg New York

West ED, Dally P (1950) Effect of iproniazid in depressiv syndromes. Br Med J 1:1491–1495

Diskussion

LEITUNG: EBERHARD LUNGERSHAUSEN

Diskutanten: LEO HERMLE, Göppingen
ROLAND KREINER, Dresden
EBERHARD LUNGERSHAUSEN, Erlangen
THEO R. PAYK, Bochum
CHRISTIAN SPAEMANN, München

LUNGERSHAUSEN:

Vielen Dank, Herr Payk, für diese Übersicht über die verschiedenen Abwandlungen und Verformungen endogen depressiven Krankseins. Zur Diskussion.

SPAEMANN:

Ich möchte noch ergänzen, daß Lauter (1962) eine spezifische Primärpersönlichkeit für die Patienten, die eine anankastische Depression entwickeln, beschrieben hat. Er sagt, daß es sich um Patienten handelt, die zwar, wie die Zwangskranken auch, selbstunsicher sind, aber im Gegensatz zu diesen eine gute Kommunikation zu den Mitmenschen aufbauen. Er erklärt die Entstehung des Zwangs in der Depression damit, daß durch die Bezugsstörung zu den Mitmenschen der Zwang ausgeklinkt wird.

PAYK:

Das ist mir bekannt. Lauter hat diesen Zusammenhang überzeugend hergestellt. Wir haben weniger Patienten untersucht, aber ich habe mich davon nicht überzeugen können. Der Unterschied zwischen Primärpersönlichkeiten und Persönlichkeiten nach der Remission war so verblüffend und unglaublich, daß man nicht mehr auf den Gedanken gekommen wäre, daß jemals ein Zwang bestanden haben soll. Die

Patienten erschienen mir weitgehend unauffällig und nicht mehr anankastisch in der Primärpersönlichkeit als andere Menschen auch. Die Merkmale, die Lauter beschrieben hat, habe ich nicht vorfinden können. Nun liegt seinen Untersuchungen eine Grundgesamtheit von 4000 Patienten zugrunde, unseren Beobachtungen dagegen viel weniger.

HERMLE:

Meine Frage zielt in eine ähnliche Richtung, Herr Payk. Sie haben sehr viele Studien aus den 60er, 70er Jahren erwähnt. Ist bei diesen Atypen Persönlichkeitsdiagnostik durchgeführt worden, wurden Katamnesen durchgeführt? Die weitergehende Frage wäre, ob es biologische Korrelationen zu den atypischen Depressionen gibt? Es gibt im DSM III und auch in der ICD den Begriff der atpyischen Depression. Sind diese Formen besonders therapieresistent? Gibt es genauere Untersuchungen, insbesondere im Follow-up?

PAYK:

Die Frage, ob die Therapieresistenz aus Studien ableitbar ist oder nicht, kann ich nicht beantworten.

Bei den Patienten, die ich selbst oder die wir untersucht haben, handelte es sich einmal um die Gruppe mit Zwangssymptomen und zum anderen um eine Gruppe mit hysteriformen Störungen und um einige wenige Patienten mit Angst, die ich am Schluß erwähnt habe. Das waren aber nur Einzelbeobachtungen. Bei den meisten habe ich selbst den Verlauf beobachtet und nachuntersucht, und dabei festgestellt, daß eine völlig andere Persönlichkeit nach der Krankheit zutage kam. Einige Ältere aus der pseudohysterischen Gruppe hatten mit der Person in der Krankheit fast nichts mehr gemeinsam. Auch bei den Anankastischen zeichnete sich ein Verlauf ab. Ich sehe manche noch leibhaftig vor mir, die ihre Tätigkeit gar nicht hätten ausüben können, wenn sie so zwanghaft gewesen wären. Sie berichteten auch selbst, daß die Krankheit etwas völlig Fremdes, Neues war und sie entsetzlich darunter gelitten hätten. Bei einigen ging es so weit, daß sie sich umbringen wollten, nicht wegen der Niedergeschlagenheit, der Schwermut, sondern wegen dieser quälenden Zwangsimpulse. Jemand hatte z. B. den Impuls, er müßte Tiere auf der Straße erwürgen. Persönlichkeitsdiagnostik im großen Stil und über längere Zeit war nicht möglich, vorhanden sind nur die klinischen Befunde, die Fremdangaben und der Verlauf. Mir ist auch nicht aus anderen Studien bekannt, daß weiterführende Persönlichkeitsdiagnostik gemacht wurde.

LUNGERSHAUSEN:

Was zweifellos schade ist.

KREINER:

Sie haben Wahninhalte endogen Depressiver einzeln beschrieben, sich dabei an die Schneider-Urängste gehalten und sind der Meinung gefolgt, daß der Wahn immer synthym oder holothym sei. Können Sie sich einen Verfolgungswahn beim endogen Depressiven und vielleicht sogar einen katathymen oder nach ICD 10 parathymen Verfolgungswahn vorstellen?

PAYK:

Vorstellen könnte ich mir das. Ich habe selbst noch keinen gesehen. Verfolgungswahn, im Sinne eines paranoiden Wahns, der nicht ableitbar gewesen wäre aus so einer bestimmten Konstellation, wie er gerade lebte – ich habe keinen beobachtet.

KREINER:

Wir haben in Dresden eine Untersuchung durchgeführt. Es ist kein einziger Verarmungswahn darunter, sowohl unter stationären Bedingungen wie auch unter ambulanten – das war vor der Wende – aber fast zu 40% unter 197 Paranoid-Depressiven ein Verfolgungswahn festzustellen. Deshalb meine Frage, wie Sie das verstehen.

PAYK:

Das ist doch erstaunlich; Verarmungswahn sehen wir beispielsweise sehr häufig auf der Station.

LUNGERSHAUSEN:

Der Frage, warum er sich so entwickelt hat, sollte man nachgehen. Abgesehen davon muß darauf verwiesen werden; daß sich auch die Wahninhalte wandeln. Aus unserem Haus wird z. Z. eine größere Studie über die soziokulturellen Einflüsse auf affektive Psychosen im Laufe von Jahrzehnten fertiggestellt, auch darin ist ein deutlicher Wandel in Bezug auf die depressiven Inhalte und die Art des depressiven Sorgens zu erkennen.

Depressive Syndrome
im Kindes- und Jugendalter

Helmut Remschmidt

Einleitung

Während es keinerlei Zweifel darüber gibt, daß depressive Syndrome in der Adoleszenz häufig sind und in dieser Lebensphase auch bereits stark dem klinischen Bild der Depression Erwachsener ähneln, gibt es über das Vorkommen depressiver Syndrome im Kindesalter seit jeher kontroverse Meinungen. Nach Carlson u. Garber (1986) kann man fünf Phasen im Hinblick auf die wissenschaftlichen Lehrmeinungen über Depressionen im Kindesalter und der Pubertät unterscheiden:

Die *erste Phase* war durch die Theorie der Nichtexistenz depressiver Syndrome im Kindesalter (zumindest vor der Pubertät) gekennzeichnet. Es folgte eine *zweite Phase*, in der man der Meinung war, daß die präpuberalen Depressionen als „maskierte Depressionen" auftreten. Darunter verstand man eine andere, mehr körperlich ausgedrückte Symptomatik und nicht das klassische Bild der Depression wie im Jugend- oder im Erwachsenenalter. In der *dritten Phase* wurde aufgrund verschiedener Untersuchungen festgestellt, daß Kinder in der Präpubertät, aber auch bereits jüngere Kinder, die Kernsymptome einer Depression wie bei Erwachsenen zeigen: traurige Grundstimmung, Anhedonie, niedriges Selbstwertgefühl, vegetative Symptome, daß sie jedoch zusätzlich eine altersspezifische Symptomatik aufweisen, z. B. körperliche Beschwerden, sozialer Rückzug, aggressives Verhalten, Schulverweigerung. Die *vierte Phase* war dadurch gekennzeichnet, daß man eine komplette Übereinstimmung der depressiven Symptomatik zwischen Kindern und Erwachsenen feststellte, ohne jeden krankheitsspezifischen Unterschied. Schließlich wird in der derzeitigen *fünften Phase* die Meinung geäußert, daß die depressiven Syndrome zwischen präpuberalen Kindern, Jugendlichen und Erwachsenen nicht vollständig, aber doch in einer Reihe von Symptomen übereinstimmen.

Tabelle 1. Epidemiologie depressiver Syndrome im Kindes- und Jugendalter

Bevölkerungsstichproben:	
Präpuberale Kinder:	~ 0,15 %
(Rutter 1979/1980)	
Junge Adoleszenten (15 Jahre):	
(Rutter 1979/1980)	
• „reine Depression"	~ 0,45 %
• „gemischte depressive Syndrome"	~ 1,3 %
Klinische Stichproben:	
Präpuberale Kinder	8–10 %
(Pearce 1974, 1978)	
Adoleszenten	25 %
(Pearce 1982; Kolvin et al. 1991)	

Wichtig für die Betrachtung ist jeweils die *Entwicklungsphase,* in der sich ein Kind oder ein Jugendlicher befindet. Für die Bewertung des Zustandsbildes muß die Symptomebene überschritten werden. Es muß jeweils auch das Kompetenz- und Anpassungsverhalten in die Betrachtung einbezogen werden, an dem man am besten ablesen kann, welche Auswirkungen das depressive Zustandsbild hat.

Es ist nicht möglich, die hier genannten 5 Phasen der wissenschaftlichen Betrachtung zeitlich genau abzugrenzen. Die Auffassungen überlappen sich z. T. erheblich und werden auch noch heute nebeneinander vertreten.

Eingedenk dieser Gesichtspunkte und der noch zu besprechenden entwicklungspsychopathologischen Besonderheiten kann festgestellt werden, daß depressive Zustandsbilder vor der Pubertät selten sind. So fanden Rutter et al. (1976) in der Isle-of-Wight-Studie bei 10jährigen Kindern nur drei Fälle unter insgesamt 2000 Kindern, welche sie als depressiv klassifizierten. Hingegen waren in der Altersgruppe der 14–19jährigen neun Fälle einer „rein depressiven Erkrankung" festzustellen und 26 weitere mit einer gemischten affektiven Störung.

In Tabelle 1 sind einige epidemiologische Angaben über die Häufigkeit depressiver Syndrome im Kindes- und Jugendalter enthalten. Es wird deutlich, daß sie in der Adoleszenz einen erheblichen Häufigkeitsanstieg erfahren.

Im folgenden wird in kurzer Form auf klinische und entwicklungspsychopathologische Aspekte eingegangen. Es folgen Ausführungen über verschiedene Varianten depressiver Syndrome im Kindes- und Jugendalter sowie Hinweise zur Ätiologie und Therapie. Zur ausführlichen Information sei auf die Darstellungen von Nissen (1971) sowie Friese u. Trott (1988) hingewiesen.

Klinisches Bild

Die Symptomatik depressiver Zustandsbilder im Kindes- und Jugendalter kann sehr vielgestaltig sein. *Emotional* zeigen die Patienten neben der traurigen Grundstimmung eine ausgeprägte Antriebshemmung, einen Verlust der Interessen, vermehrte Angst und Irritierbarkeit, manchmal auch über den Tag verteilte Stimmungsschwankungen und häufig Schuldgefühle. Im *kognitiven Bereich* überwiegen Denkhemmungen, Grübeln, Konzentrationsstörungen, das Gefühl der Hilf- und Machtlosigkeit, eine negative Zukunftserwartung und Suizidgedanken. Schließlich finden sich auch eine Reihe von *körperlichen Symptomen* wie Schlafstörungen, Appetit- und Gewichtsverlust, Müdigkeit, psychomotorische Verlangsamung oder auch Agitation, Libidoverlust, hypochondrische Beschwerden und eine Reihe von anderen körperlich-vegetativen Beschwerden wie Kopfschmerzen, Bauchschmerzen und Verdauungsstörungen. Auf die Schwierigkeit der Diagnose depressiver Zustandsbilder im Kindesalter hat Nissen hingewiesen. Sie seien wegen ihrer passiv-gehemmten Symptomatik schwer zu diagnostizieren. Es sei wahrscheinlich, daß insbesondere leichte und mittelschwere Depressionszustände häufig nicht erkannt würden (Nissen 1971).

Ein Großteil dieser Symptome ist den meisten Menschen vertraut. Jeder Mensch leidet zuweilen unter einer traurigen Grundstimmung, unter Insuffizienzgefühlen oder Schlafstörungen. Die Symptomebene allein reicht nicht aus, um das Krankheitsbild „Depression" zu konstituieren. Von einer Depression als psychiatrischer Krankheit können wir erst dann sprechen, wenn

- eine mehr oder weniger regelhafte Kombination von Symptomen im emotionalen, kognitiven und körperlichen Bereich vorliegt,
- der Patient durch diese Symptomatik in der Wahrnehmung seiner alters- und entwicklungstypischen Lebensvollzüge beeinträchtigt ist und
- das depressive Syndrom über Wochen oder Monate persistiert.

Nachdem man früher stärker auf die emotionale und körperliche Symptomatik depressiver Störungen geachtet hatte, ist in den letzten Jahren der *kognitive Bereich* stark in den Vordergrund getreten. Kinder und Jugendliche mit einer ausgeprägten Depression sind in ihrem Denken, ihrer Konzentrationsfähigkeit und in ihrem Handlungsspielraum extrem eingeengt. Sie trauen sich nichts zu und erwarten auch von der Zukunft nichts Gutes. Beck (1976) hat die kognitiven Störungen depressiver Patienten in der „kognitiven Triade" zusammengefaßt, wonach depressive Patienten ein negatives Bild von sich selbst, von der Welt und von der Zukunft haben.

Klassifikation

Die heute gebräuchlichen psychiatrischen Klassifikationsschemata unterscheiden eine Vielzahl depressiver Syndrome, die in Tabelle 2 wiedergegeben sind.

Die auf den ersten Blick verwirrende Vielfalt läßt sich jedoch auf einige in allen Schemata vorkommende *Grundtypen* reduzieren:
1. In allen drei Klassifikationsschemata existiert eine Gruppe von Störungen, die man als „affektive Psychosen" kennzeichnen kann. Im Multiaxialen Klassifikationsschema (MAS) sind sie ausdrücklich so benannt, in der ICD-10 und im DSM-III-R fehlt der Begriff „affektive Psychosen". Diese sind unter der Bezeichnung „affektive Störungen" subsumiert. Betrachtet man jedoch die Untergruppen, so differenzieren alle drei Klassifikationsschemata manische und depressive Episoden, sie kennen auch die Bezeichnung der bipolaren Störung und der depressiven bzw. anhaltenden affektiven Störung.

> Der Begriff der „major depression" ist aus unserer Sicht unglücklich, da er weder mit der früher gebräuchlichen Bezeichnung „endogene Depression" übereinstimmt noch mit der neurotischen Depression oder anderen Formen der Depression.
> „Major depression" besagt lediglich, daß ein depressiver Zustand eines gewissen Schweregrades vorhanden ist, unabhängig von der Ätiologie. Darin zeigt sich das Bestreben der neuen Klassifikationsschemata, möglichst ätiologiefrei zu sein. Andererseits bringt diese Bezeichnung aber auch Verwirrung mit sich, zumal ihre Abgrenzung von anderen Depressionszuständen relativ unscharf ist. So haben z. B. Untersuchungen an Patientinnen und Patienten mit Anorexia nervosa ergeben, daß ein Großteil der Patienten eine „major depression" aufweist (Herpertz-Dahlmann u. Remschmidt 1989).

2. Die Bezeichnung „neurotische Depression", die im MAS (ICD-9) noch enthalten ist, taucht in der ICD-10 als „Dysthymia" und im DSM-III-R als „dysthyme Störung" (depressive Neurose) auf. Auch hier stellt sich die Frage, ob das Fallenlassen des Begriffs der neurotischen Depression ein Vorteil ist.

Tabelle 2. Klassifikation affektiver Störungen nach den gebräuchlichen psychiatrischen Klassifikationsschemata. (Die Syndrome beziehen sich auf Störungen aus dem Bereich der Psychosen, Neurosen, emotionalen Störungen, Persönlichkeitsstörungen und Anpassungsreaktionen, was durch die Bezifferung zum Ausdruck gebracht wird). (Nach Remschmidt 1992, S. 309)

MAS (ICD-9)	ICD-10	DSM-III-R
1. Affektive Psychosen (296)	1. Affektive Störungen (F 3)	1. Affektive Störungen
• Endogene Manie, bisher nur monopolar (296.0)	Manische Episode (F 30)	Manische Episode
• Endogene Depression, bisher nur monopolar (296.1)	Depressive Epidose (F 32)	Episode einer Major depression
• Manie im Rahmen einer zirkulären Verlaufsform einer manisch-depressiven Psychose (296.2)	Bipolare affektive Störung (F 31)	Bipolare Störungen
	Rezidivierende depressive Störungen (F 33)	• Bipolare Störung, gemischt (296.6X)
• Depression im Rahmen einer zirkulären Verlaufsform einer MDP (296.3)	Anhaltende affektive Störungen (F 34)	• Bipolare Störung, manisch (296.4X)
	• Zyklothymia (F 34.0)	• Bipolare Störung, depressiv (296.5X)
• Mischzustand im Rahmen einer zirkulären Verlaufsform einer MDP (296.4)	• Dysthymia (F 34.1)	• Zyklothyme Störung (301.13)
	• Andere (F 34.8)	Depressive Störungen
	Andere affektive Störungen (F 38)	• Major depression, einzelne Episode (296.2X)
Andere nichtorganische Psychosen	2. Anpassungsstörungen (F43.2)	• Major depression, rezidivierend (296.3X)
• Reaktive depressive Psychose (298.0)	• Kurze depressive Reaktion (F 43.20)	• Melancholischer Typus
2. Neurotische Depression (300.4)	• Längere depressive Reaktion (F 43.21)	• Saisonale Verlaufsform
3. Zyklothyme (thymopathische) Persönlichkeit (301.1)	• Angst und depressive Reaktion, gemischt (F 43.22)	• Dysthyme Störung (Depressive Neurose) (300.40)

Tabelle 2. (Fortsetzung)

MAS (ICD-9)	ICD-10	DSM-III-R
4. Psychogene Reaktion (Anpassungsstörung) (309) • Kurzdauernde depressive Reaktion (309.0) • Länger dauernde depressive Reaktion (309.1)	3. Verhaltens- und emotionale Störungen mit Beginn in der Kindheit und Jugend (F 9) • Störung des Sozialverhaltens mit depressiver Störung (F 92.0)	2. Anpassungsstörungen (A) • A. mit depressiver Verstimmung (309.24) • A. mit emotionalen und verhaltensbezogenen Beeinträchtigungen (309.40)
5. Spezifische emotionale Störungen des Kindes- und Jugendalters (313) • Mit Angst und Furchtsamkeit (z. B. auch Schulphobie, Mutismus) (313.0) • Mit Niedergeschlagenheit und Unglücklichsein (313.1)		

3. Alle drei Klassifikationsschemata enthalten ferner die Kategorie „Anpassungsstörung", welche in früheren Klassifikationsschemata als „psychogene Reaktion" enthalten war. Sie wird im MAS auch noch so benannt. Darunter zu verstehen sind kürzer oder länger andauernde depressive Zustandsbilder, die nicht als manisch-depressiv, psychotisch oder neurotisch angesehen werden können, von vorübergehender Dauer sind und deren Symptomatik in enger zeitlicher oder inhaltlicher Beziehung zu einem belastenden Ereignis steht (z. B. Trauerreaktion).

4. Auch die „depressive Persönlichkeit" ist in allen drei Schemata enthalten. Sie erscheint im MAS (ICD-9) unter der Bezeichnung „zyklothyme (thymopathische) Persönlichkeit", in der ICD-10 als „Zyklothymia" und im DSM-III-R als „zyklothyme Störung".

5. Schließlich unterscheiden die ICD-9 und ICD-10 noch „spezifische emotionale Störungen des Kindes- und Jugendalters", die nicht im eigentlichen Sinne depressive Syndrome darstellen, jedoch mit solchen eng verquickt sind. Im MAS (ICD-9) sind die drei unter dieser Kategorie zusammengefaßten Störungsmuster mit Angst, sozialem Rückzug und depressiver Verstimmung verbunden.

Primäre oder sekundäre Depression?

Eine bei allen depressiven Zustandsbildern sehr wichtige Frage konzentriert sich darauf, ob die jeweils vorhandene Depression ein *eigenständiges* Krankheitsbild darstellt, also *primär* ist, oder sich erst *sekundär* entwickelt, nachdem eine andere Symptomatik vorausgegangen ist. Angesichts der Tatsache, daß depressive Zustandsbilder im Rahmen vieler psychiatrischer Erkrankungen vorkommen, ist diese Frage sowohl diagnostisch als auch differentialdiagnostisch von großer Bedeutung. So ist das Vorkommen depressiver Verstimmungen geläufig bei der Schizophrenie, bei der Anorexia nervosa, bei verschiedenen Persönlichkeitsstörungen, aber auch bei Angstzuständen unterschiedlicher Genese, nach hirnorganischen Erkrankungen, bei chronischen körperlichen Erkrankungen usw.

Herkömmlicherweise wird eine derartige sekundäre Depression als *Zusatzdiagnose* klassifiziert. Hiergegen gibt es aber insofern auch Einwände, als die depressive Verstimmung z. B. bei der Schizophrenie in bestimmten Phasen, aber auch bei der Anorexia nervosa, als konstituierender Bestandteil der Erkrankung selbst aufgefaßt werden kann. Beispielsweise beginnen 20 % der schizophrenen Psychosen im Jugendalter mit einer depressiven Verstimmung (Remschmidt et al. 1973). Aber auch im Verlauf der schizophrenen Erkrankung treten

immer wieder depressive Verstimmungen auf. Bei der Anorexia nervosa ist das gemeinsame Vorkommen ebenfalls ausgeprägt. Vorerst
erscheint es aus unserer Sicht zweckmäßig, depressive Verstimmungen
bei anderen Erkrankungen als zusätzliche Diagnose zu registrieren.

Entwicklungspsychopathologische Besonderheiten depressiver Syndrome im Kindes- und Jugendalter

Das Konzept der Entwicklungsaufgaben

In der neueren Entwicklungspsychologie werden Entwicklungen auf
allen Altersstufen als Bewältigung von *Entwicklungsaufgaben* angesehen. Diese Konzeption hat die früher üblichen Phasen- und Stufenleh-
ren abgelöst. Zu solchen Entwicklungsaufgaben in jener Phase, in der
Depressionen häufiger werden (also in der Adoleszenz), gehören z. B.
(Oerter et al. 1987): Akzeptieren der eigenen körperlichen Erscheinung und effektive Nutzung des Körpers; Erwerb der männlichen und
weiblichen Rolle; Erwerb neuer und reiferer Beziehungen zu Alters-
genossen beiderlei Geschlechts; Gewinnung emotionaler Unabhängig-
keit von den Eltern und anderen Erwachsenen; Vorbereitung auf eine
berufliche Karriere; Aufbau eines Wertsystems und eines ethischen
Bewußtseins als Richtschnur für das eigene Verhalten.

Eine Reihe von psychiatrischen Auffälligkeiten im Kindesalter oder
auch in der Adoleszenz können in dieser Sicht auch als fehlgeschla-
gene Versuche zur Bewältigung von Entwicklungsaufgaben angesehen
werden.

In Tabelle 3 ist die Beziehung zwischen Entwicklungsaufgaben und
psychopathologischen Auffälligkeiten wiedergegeben. Wie aus der
Tabelle ersichtlich wird, zeigen gerade depressive Erkrankungen
bedeutsame Zusammenhänge mit unterschiedlichen Entwicklungsaufgaben, wobei ja auch der Zusammenhang zwischen Depression und
aggressivem Verhalten im Kindes- und Jugendalter wohlbekannt ist.

Bewältigungsstrategien (Coping)

Zur Bewältigung von Entwicklungsaufgaben sind Kompetenzen erforderlich, die z. T. auf Fähigkeiten und Erfahrungen aufbauen, die im
Laufe der Entwicklung erworben werden. Man könnte auch sagen, die
Entwicklungsaufgaben provozieren neue Möglichkeiten der Auseinandersetzung und der Bewältigung.

Viele psychopathologische Symptome können als Ergebnis von in-
suffizienten Bewältigungsstrategien aufgefaßt werden. Auch psychisch

Tabelle 3. Mögliche Beziehungen zwischen psychopathologischen Auffälligkeiten und Entwicklungsaufgaben. (Nach Garber 1984)

Psychopathologische Auffälligkeiten	Entwicklungsaufgabe
Trennungsangst	Objektpermanenz, Bindung und Abhängigkeit
Depression	Differenzierung des Selbst, Selbstwertgefühl, sozialer Vergleich
Suizidales Verhalten	Todesvorstellungen, Zeit- und Zukunftsperspektiven
Dissoziales Verhalten	moralisch-ethische Entwicklung, Perspektivenübernahme, Empathie
Impulsivität	Gratifikationsaufschub
Oppositionelles Verhalten	Autonomie, Individuation
Schizoide Störung	Beziehungsmuster, Beziehung zu Gleichaltrigen, Freundschaften

kranke und behinderte Kinder und Jugendliche machen von den ihnen neu zugewachsenen Fähigkeiten in der Bewältigung von Situationen und Problemen Gebrauch. Dementsprechend zeigen sich Bewältigungsstrategien bei verschiedenen Erkrankungen und Behinderungen, nur führen sie häufig nicht zu einer konstruktiven Auseinandersetzung mit dem jeweiligen Problem, sondern zu einer Fehlanpassung.

Copingverhalten ist notwendig, wenn man vor *neuen Anforderungen* steht, die mit den eingeübten und habitualisierten Verhaltensweisen nicht bewältigt werden können. Die Lösung eines solchen Problems erfordert die Entwicklung neuer Verhaltensweisen in Form von konstruktiven Einfällen, der Weiterentwicklung vorhandener Fähigkeiten oder der Entdeckung neuer Möglichkeiten der eigenen Person.

Es steht außer Zweifel, daß die unzureichende Entwicklung derartiger Bewältigungsstrategien auch bei depressiven Syndromen, zumindest in der Adoleszenz, eine bedeutsame Rolle spielt. Dies wird auch therapeutisch genutzt, indem Bewältigungsstrategien im Rahmen therapeutischer Intervention bewußt gefördert werden.

Entwicklungsabhängiger Wandel depressiver Syndrome

Bereits in der Isle-of-Wight-Studie (Rutter et al. 1976) wurde festgestellt, daß depressive Syndrome um die Pubertät und in der Adoles-

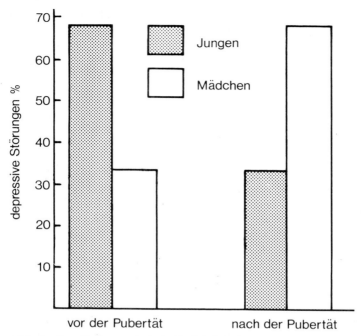

Abb. 1. Geschlechterverhältnis hinsichtlich depressiver Störungen vor und nach der Pubertät. (Nach Rutter 1986)

zenz einen deutlichen Häufigkeitsanstieg erfahren. Es handelt sich jedoch nicht nur um einen Häufigkeitsanstieg, sondern gleichzeitig um einen geschlechtsspezifischen Wandel in Richtung einer Häufigkeitszunahme depressiver Zustandsbilder beim weiblichen Geschlecht. Dieser Zusammenhang ist in Abbildung 1 dargestellt. Sie zeigt, daß vor der Pubertät depressive Störungen bei Jungen eindeutig häufiger sind und daß sich das Bild nach der Pubertät komplett zulasten der Mädchen umgekehrt hat.

Es ist noch unklar, welche Faktoren diesen enormen Wandel bewirken. Verantwortlich gemacht wurden hierfür (Rutter 1986): die hormonellen Veränderungen in der Pubertät, genetische Einflüsse, die nach der Pubertät ihre Wirksamkeit erreichen, ein Wechsel in der Häufigkeit und Bedeutung von Umweltbelastungen in der Adoleszenz, unterschiedliche Vulnerabilitäten bzw. protektive Einflüsse und eine unterschiedliche kognitive Einstellung von Jungen und Mädchen im Hinblick auf die Ausbildung von „erlernter Hilflosigkeit". Wie auch immer die Erklärung für den Häufigkeitswandel depressiver Syndrome in der Adoleszenz und das Überwiegen der Mädchen sein mag, an der Tatsache ist kein Zweifel, und wir müssen diesem Umstand Rechnung tragen.

Darüber hinaus sind aber noch eine Reihe weiterer Gesichtspunkte im Hinblick auf den Wandel der depressiven Symptomatik von der Kindheit zur Adoleszenz bedeutsam (Rutter 1986):

- Während *depressive Verstimmungen* im Kindesalter selten sind, nehmen sie in der Adoleszenz an Häufigkeit zu, mehr in Relation zu den Vorgängen in der Pubertät als zum chronologischen Alter.
- Ebenso nehmen *depressive Erkrankungen* in der Adoleszenz an Häufigkeit zu und wechseln, wie erwähnt, ihr Häufigkeitsprofil. Auch *manische Episoden* treten nach der Pubertät häufig auf, obwohl sie gelegentlich auch vor der Pubertät bereits vorkommen.
- Unmittelbare *Trauerreaktionen* auf Verlusterlebnisse sind im Kindesalter sowohl weniger ausgeprägt als auch von kürzerer Dauer als im Jugend- und Erwachsenenalter.
- Erfolgreiche *Suizide* sind vor der Pubertät äußerst selten und zeigen in der Adoleszenz einen erheblichen Häufigkeitsanstieg, der zum Erwachsenenalter hin weiter progredient ist. Auch *Suizidversuche* werden in der Adoleszenz deutlich häufiger, erreichen ihren Häufigkeitsgipfel allerdings im frühen Erwachsenenalter, im Gegensatz zu den Suiziden, deren Häufigkeit weiter mit zunehmendem Lebensalter ansteigt.
- Auch *Suizidgedanken* sind in der Adoleszenz häufiger, zumindest in klinischen Populationen. Dabei überwiegen ebenfalls die Mädchen.

Varianten depressiver Syndrome im Kindes- und Jugendalter

Reaktive Depression
(Anpassungsstörung mit depressiver Symptomatik)

Psychogene Reaktionen oder Anpassungsstörungen können unter verschiedener Symptomatik auftreten. Eine der geläufigsten Formen ist die kurzdauernde reaktive Depression. Sie ist durch die Kernmerkmale einer depressiven Verstimmung gekennzeichnet und steht sowohl zeitlich als auch inhaltlich im Zusammenhang mit dem belastenden Ereignis (z. B. Trauerreaktion). Für die kurze depressive Reaktion wird eine Zeitdauer von einem Monat als Grenze angegeben. Bei der längeren depressiven Reaktion soll ein Zeitraum von 2–3 Monaten nicht überschritten werden (ICD-10).

Die diagnostischen Leitlinien der ICD-10 schlagen eine sorgfältige Bewertung vor von:
● Art, Inhalt und Schwere der Symptomatik,
● Anamnese und prämorbider Persönlichkeit,
● belastendem Ereignis, Situation oder Lebenskrise.

Insbesondere muß das belastende Ereignis nachgewiesen sein, und es sollten auch Gründe dafür sprechen, daß ohne die Belastung die depressive Reaktion vermutlich nicht aufgetreten wäre.

Als eine Sonderform der reaktiven Depression im Säuglingsalter kann die anaklitische Depression (Anlehnungsdepression) bezeichnet werden, die von René Spitz (1946) beschrieben wurde. Bei dieser Form handelt es sich um die früheste Variante depressiven Verhaltens, die nach einer Trennung zwischen Bezugsperson (meist Mutter) und Säugling auftritt, wobei zuvor meist eine gute und enge Beziehung bestand. Nach einer anfänglichen Protestphase ziehen sich die Kinder zurück und verfallen in ein apathisches Stadium, so daß man schwer mit ihnen Kontakt aufnehmen kann. In Gesichtsausdruck und Bewegungen gleicht das Zustandsbild einer schweren Depression im Erwachsenenalter. Das Syndrom ist reversibel, wenn der Kontakt zur Bezugsperson nach 2–3 Monaten wieder hergestellt wird.

Differentialdiagnostisch müssen Anpassungsstörungen mit einer depressiven Symptomatik abgegrenzt werden von anderen depressiven Syndromen. Dies geschieht im wesentlichen durch die Symptomatik und die Vorgeschichte, wobei für die depressive Anpassungsstörung das auslösende Ereignis von zentraler Bedeutung ist.

Neurotische Depression (dysthyme Störung)

Kennzeichnend ist ein ausgeprägtes depressives Zustandsbild, das in der Regel einer traumatisierenden Erfahrung folgt. Die traumatisierende Erfahrung kann auch ein länger anhaltender Konflikt sein, mit dem sich das Kind oder der Jugendliche lang und kontinuierlich (oft auch unbewußt) beschäftigt. Meist ist außerdem eine ausgeprägte Angstsymptomatik vorhanden bzw. ein Mischzustand aus Angst und Depression. Wahnideen oder Halluzinationen fehlen, ebenso wie Tagesschwankungen. Der meist chronisch-depressive Zustand ist von wechselnden Perioden (Tage oder Wochen) guten Befindens unterbrochen. Die Kinder oder Jugendlichen klagen über Antriebslosigkeit, depressive Grundstimmung, Schlafstörungen und Schwierigkeiten, mit den alltäglichen Anforderungen fertig zu werden. Die Störung beginnt in der Regel erst im Jugendalter und dauert meist mehrere Jahre an.

Die *diagnostischen Leitlinien* der ICD-10 betonen die Chronifizierung und die lange Dauer der Depression, die jedoch nicht den Schweregrad einer leichten oder mittelgradigen rezidivierenden depressiven Störung erreicht.

Nach den Richtlinien des DSM-III-R soll unterschieden werden, ob es sich um einen primären oder sekundären Typus der Depression handelt. Ersterer steht nicht im Zusammenhang mit einer anderen, nicht affektiven Störung, letzterer weist einen Zusammenhang mit einer anderen Störung auf (z. B. Depression nach Anorexia nervosa oder nach einer körperlichen Erkrankung).

Differentialdiagnostisch abgegrenzt werden müssen vor allem andere Formen der Depression, insbesondere affektive Psychosen. Dies geschieht aufgrund der jeweiligen Symptomatik und der Vorgeschichte. Ferner sind schizophrene Erkrankungen abzugrenzen, Depressionen im Rahmen der Anorexia nervosa oder im Zusammenhang mit körperlichen Erkrankungen. Leitlinien für die Abgrenzung sind jeweils die bei den genannten Erkrankungen vorhandenen zusätzlichen Symptome, die Vorgeschichte sowie etwaige körperliche Befunde.

Symptomatische Depression

Sie tritt im Zusammenhang mit anderen, meist körperlichen Erkrankungen auf und kommt bei verschiedenen entzündlichen Erkrankungen, bei heredodegenerativen Erkrankungen als episodisch-depressive Verstimmung im Rahmen einer Epilepsie oder auch am Beginn und im Verlauf einer Anorexia nervosa vor.

Die derzeit gebräuchlichen Klassifikationsschemata geben keine Möglichkeit, diese Form depressiver Erkrankungen angemessen zu klassifizieren. Im MAS (ICD-9) passen sie am ehesten in die Rubrik „psychogene Reaktion (Anpassungsstörung)", wobei je nach Dauer 2 Kategorien in Frage kommen: kurzdauernde depressive Reaktion (309.0) und längerdauernde depressive Reaktion (309.1). Auch in der ICD-10 und im DSM-III-R sind sie am ehesten unter den Anpassungsstörungen einzuordnen (vgl. Tabelle 1). Es ist jedoch fraglich, ob sich alle symptomatischen Depressionen als Anpassungsstörungen auffassen lassen. Sie werden deshalb hier als eigene Kategorie abgehandelt. Zum Beispiel ist keineswegs klar, ob die häufig zu findenden depressiven Verstimmungen im Rahmen der Anorexia nervosa oder im Rahmen einer schizophrenen Psychose als „Anpassungsstörungen" oder als „reaktive Depression" oder schließlich als Variante affektiver Psychosen aufgefaßt werden können.

Die *Diagnose* läßt sich meist aus der Anamnese und der klinischen Symptomatik stellen. Differentialdiagnostisch müssen andere Formen depressiver Syndrome abgegrenzt werden.

Depressive Verstimmungen im Rahmen von Persönlichkeitsstörungen

Wie aus Tabelle 1 hervorgeht, existiert in der ICD-9 (Multiaxiales Klassifikationsschema) eine Kategorie „zyklothyme (thymopathische) Persönlichkeit" (ICD 301.1). Sie ist wie folgt definiert: „Eine Persönlichkeitsstörung, bei der eine ausgeprägte Abnormität der Stimmung das ganze Leben lang besteht. Die Stimmung kann ständig depressiv oder gehoben sein, oder sie schwankt ständig zwischen diesen beiden Extremen." Die entsprechenden Kategorien in der ICD-10 lauten „Zyklothymie" und im DSM-III-R „Zyklothyme Störung".

Persönlichkeitsstörungen sind erst in der Adoleszenz und im frühen Erwachsenenalter bedeutsam, weshalb hier nicht weiter auf sie eingegangen wird. In der ICD-10 und im DSM-III-R ist eine ausdrückliche Klassifikation einer depressiven Persönlichkeit als eigene Kategorie nicht vorgesehen.

Affektive Psychosen mit depressiver Symptomatik

Zu den affektiven oder endogen-phasischen Psychosen werden zeitlich abgrenzbare, Affektivität, Antrieb und Vegetativum beeinträchtigende Erkrankungen gerechnet, die ohne Defekt abheilen und periodisch auftreten. Dazu gehören vor allem die unipolar verlaufenden und endogen-phasischen und die bipolar verlaufenden manisch-depressiven Psychosen.

In Tabelle 1 ist die Einteilung der affektiven Psychosen bzw. Störungen nach den 3 geläufigen psychiatrischen Klassifikationsschemata enthalten. Wie die Tabelle zeigt, wurden sowohl in der ICD-10 als auch im DSM-III-R die Bezeichnung „endogen" und „affektive Psychosen" aufgegeben. Die Bezeichnung „Psychose" wurde durch „Störung" ersetzt. Unter diesem weiteren Begriff sind folgerichtig auch andere affektive Störungsmuster (z. B. die neurotische Depression) subsumiert. Die endogene Depression früherer Klassifikationssysteme erscheint im DSM-III-R als „melancholischer Typus", die neurotische Depression als „dysthyme Störung".

Über die *Häufigkeit* dieser Erkrankungen im Kindes- und Jugendalter existieren kaum epidemiologisch verläßliche Daten. Im Kindesalter gibt es zwar auch depressive Zustandsbilder, endogen-phasische Psychosen mit depressiver oder manischer Symptomatik sind auf dieser Altersstufe jedoch selten. Hingegen nehmen sie im Jugendalter zu. In der Adoleszenz ähnelt die Symptomatik bereits weitgehend der von erwachsenen Patienten.

Zwar existieren Beschreibungen endogen-depressiver und manisch-depressiver Psychosen bei Kindern vor dem 5. bzw. 6. Lebensjahr. Viele dieser Fälle sind aber nicht durch katamnestische Beurteilungen gestützt. Bei der Unsicherheit der Diagnose muß man fordern, daß diese, sofern sie im Kindesalter gestellt wird, durch eine katamnestische Untersuchung überprüft wird.

Zur Vereinheitlichung der Diagnostik manisch-depressiver Psychosen bei Kindern und Jugendlichen haben Anthony u. Scott (1960) 10 Kriterien erarbeitet, die eine gute Richtschnur für die Diagnose darstellen.

1. Symptombild, das den klassischen Beschreibungen der manisch-depressiven Psychosen entspricht;
2. homologe familiäre Belastung;
3. frühzeitige Neigung zu manisch-depressiven Reaktionsformen;
4. mindestens einmaliges Rezidivieren der Phasen;
5. zweiphasiger (manisch-depressiver) Verlauf;
6. Unwahrscheinlichkeit exogener Einflüsse;
7. erhebliche Erkrankung i. S. einer klinischen Behandlungsbedürftigkeit;
8. abnorme, extrovertierte Persönlichkeit;
9. Ausschluß einer organischen Ursache oder einer Schizophrenie und
10. Absicherung der Diagnose durch den Verlauf.

Ein Teil dieser Kriterien kann natürlich bei der ersten Diagnose noch nicht erfüllt sein.

Wie im Erwachsenenalter kann die Störung unipolar und bipolar auftreten. Weitaus häufiger sind unipolare Verläufe, die dann ganz überwiegend nur depressive Phasen aufweisen.

Kennzeichen der depressiven Phase

Vor der Pubertät fallen die Kinder meist durch extreme Hemmung, Grübeln, Angst und Schuldgefühle, Antriebsmangel, Suizidgedanken, Entscheidungsunfähigkeit und Apathie auf. Die Verstimmungszustände sind meist kurzphasig. Absolute Antriebslosigkeit und Antriebsüberschuß bzw. Aggressivität können innerhalb von Stunden einander ablösen. Bei einer eingehenden Exploration zeigt sich dann,

daß der Denkablauf verlangsamt ist und viele Kinder zu Zwangsphä-
nomenen (z. B. Grübelzwang) neigen und Schuld- und Versündigungs-
ideen äußern. Häufig sind vegetative Funktionsstörungen wie Schlaflosigkeit, Appetitlosigkeit, Kopfschmerzen, Herzsensationen und
Obstipation. In der *Adoleszenz* finden wir häufig eine Symptomatik wie bei
Erwachsenen, wobei die Inhalte von Selbstvorwürfen und Schuldgefühlen alterstypisch gefärbt sind: im Vordergrund stehen Identitäts-
probleme, Insuffizienzgefühle, hypochondrische Befürchtungen, Sorgen über das Nachlassen des Geschlechtstriebes (z. B. fehlende Erek-
tion bei Jungen) sowie eine entsprechende Färbung etwaig
auftauchender Wahnphänomene.

Kennzeichen der manischen Phase

Die manischen Phasen sind charakterisiert durch erhöhten Antriebsüberschuß, Distanzlosigkeit, planlose Umtriebigkeit und Hyperakti-
vität, gesteigertes Selbstwertgefühl und überhöhte Selbsteinschät-
zung; ferner durch Größenideen oder absolut unrealistische
Zukunftspläne. In diesen Phasen benötigen die Kinder und Jugendlichen kaum Schlaf und sind ständig in Bewegung. Das manische
Zustandsbild kann bei Kindern innerhalb von wenigen Tagen in ein
depressives „umkippen".

Kennzeichen endogen-phasischer Psychosen im Kindesalter

Je jünger die Patienten sind, desto weniger ähnelt die Symptomatik
der klassischen Form der Erkrankung im Erwachsenenalter. Nach
Stutte (1963) unterscheiden sich endogen-phasische Psychosen im Kindesalter von denen des Erwachsenen durch folgende Merkmale:
● Sie sind kurzphasiger und zeigen keine so deutliche Wesensaltera-
  tion. Es kommt viel rascher zum Phasenwechsel von der manischen
  zur depressiven Phase und umgekehrt.
● Sie richten sich in der Symptomatologie nach alterstypischen Ausdrucksformen.
● Sie zeigen häufig vegetative Funktionsstörungen, erst um die Pubertät erfolgt ein Wechsel in Richtung der Symptomatik von Erwachsenen.
● Sie sind ferner gekennzeichnet durch ein häufiges Nebeneinander-
  vorkommen von manischen und depressiven Phasen.

- Inhaltlich werden sie von Interessen, Konflikten und Triebzielen der jeweiligen Altersstufe mitgeprägt, wobei phobisch-anankastische und hypochondrische Symptome häufig sind.
- Sie münden des öfteren in einen schizoformen Zerfallsprozeß ein.

Was den zuletzt angesprochenen Sachverhalt betrifft, so kann man sich natürlich fragen, ob es sich bei diesen Krankheitsbildern nicht bereits um schizophrene Erkrankungen gehandelt hat, die lediglich mit einer depressiven Phase begannen. Auf diese Problematik wurde bereits früher hingewiesen.

Zur Ätiologie und Genese depressiver Syndrome im Kindes- und Jugendalter

In Abbildung 2 ist ein einfaches Schema wiedergegeben, mit Hilfe dessen das Zusammenwirken verschiedener Faktoren in der Genese depressiver Syndrome verdeutlicht werden kann. Je nach Art der Depression steht die eine oder andere ursächliche Komponente mehr im Vordergrund. Während bei den endogen-phasischen Depressionen eher genetische Einflüsse als Ursache anzunehmen sind, dominieren bei den reaktiven und neurotischen (dysthymen) Depressionen eher traumatische Erfahrungen und langanhaltende Konflikte.
Die in Abbildung 2 genannten Faktoren können natürlich auch in Wechselwirkung treten, zu einer Beeinträchtigung der Neurotransmittersysteme führen und letztlich eine depressive Symptomatik hervorrufen. Nach dem in der Abbildung postulierten Modell führen alle ursächlichen und auslösenden Faktoren im Endergebnis zu einer Beeinträchtigung der vermittelnden biochemischen Neurotransmittersysteme bzw. zu neuroendokrinologischen Veränderungen. Über eine Beeinträchtigung dieser Systeme kommt es im Sinne einer „gemeinsamen Endstrecke" zu den relativ einheitlichen emotionalen, kognitiven und somatischen Symptomen der Depression. Dabei spielen auch psychophysiologische Mediatoren (Angstzustände, Nervosität, Schwitzneigung, Veränderung des Hautwiderstands, Habituation) eine Rolle.
Wenngleich dieses Modell noch nicht in allen Einzelheiten belegt ist, so sprechen doch zahlreiche empirische Befunde dafür, daß diese Vorstellung nicht unrealistisch ist. Vor allem erlaubt sie, verschiedene Formen depressiver Syndrome in ihrer Genese zu erklären und auch sehr unterschiedliche theoretische Ansätze zu integrieren.

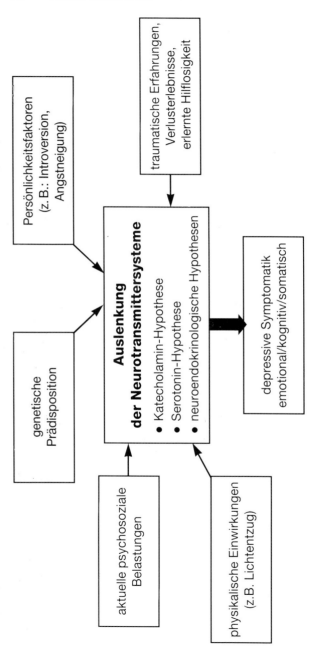

Abb. 2. Zusammenwirken verschiedener Faktoren in der Genese depressiver Syndrome

Therapie

Allgemeine Maßnahmen

Depressive Kinder und Jugendliche müssen, wenn eine ausgeprägte *Suizidneigung* besteht, stationär aufgenommen werden. Die Behandlung suizidaler Kinder und Jugendlicher ist eine Gratwanderung zwischen Einschränkung und Freizügigkeit. Eine sorgfältige Beobachtung auf Station ist erforderlich. Jeder Suizidversuch muß ernstgenommen werden, auch wenn es immer wieder Kinder und Jugendliche gibt, die Suizidversuche aus „demonstrativen" Gründen unternehmen. Auch sie befinden sich in einer Notsituation. Die Suizidneigung läßt sich bereits vor Ausbruch der depressiven Erkrankung am „präsuizidalen Syndrom" feststellen. Darunter verstehen wir einen auffälligen Rückzug, ein Nachlassen der Interessen sowie Suizidgedanken.

Medikamentöse Behandlung

Antidepressiva werden eingesetzt, um gezielt die depressive Symptomatik zu beeinflussen, die Schlaflosigkeit abzumildern und die vielfach vorhandenen körperlichen Begleitsymptome zu behandeln (Übersicht bei Schulz u. Remschmidt 1988). Vom Schwerpunkt ihrer Wirkung her unterscheiden wir drei *Wirkungskomponenten:*

- *Stimmungsaufhellende Wirkung:* Zu dieser Gruppe gehören z. B. die meisten trizyklischen Antidepressiva wie Imipramin, Dibenzepin, Amitriptylin.
- *Hemmungslösende Wirkung:* Sie wird vor allem von den sog. Monoaminooxydasehemmern (MAO-Hemmern) verkörpert.
- *Unruhedämpfende Wirkung:* Sie ist insbesondere bei agitierten Depressionen wichtig. In diese Gruppe gehören insbesondere Amitriptylin, Trazodon und Doxepin.

Dieses Schema dient zwar unter klinischen Gesichtspunkten als Orientierung zur Auswahl der Antidepressiva, ist aber unter neueren Gesichtspunkten der Kritik unterzogen worden, da die angenommene unterschiedliche Ausprägung der stimmungsaufhellenden Wirkungskomponenten verschiedener Antidepressiva in vergleichenden Untersuchungen nicht bestätigt werden konnte (Woggon 1987).

Antidepressiva werden vielfach, je nach der individuellen Symptomatik, mit Tranquilizern kombiniert, wobei im Kindes- und Jugendalter hierbei besondere Vorsicht geboten ist, da Tranquilizer, im

Gegensatz zu den Antidepressiva, abhängig machen. Im allgemeinen kommt man im Kindes- und Jugendalter ohne Tranquilizer aus.

Auf die *unerwünschten Nebenwirkungen* der Antidepressiva soll hier nicht näher eingegangen werden. Besonders genau untersucht sind die Nebenwirkungen der trizyklischen Antidepressiva. Im Vordergrund stehen hier die meist passageren und dosisabhängigen anticholinergen und sympathomimetischen Nebenwirkungen, insbesondere Schwindel, Mundtrockenheit, orthostatische Hypotension, erhöhte Krampfbereitschaft, Tachykardie oder Veränderung der kardialen Reizleitung, Akkomodationsstörungen. Wegen der kardialen Nebenwirkungen ist vor dem Einsatz dieser Medikamente unbedingt ein EKG abzuleiten sowie wegen der Beeinflussung der hirnelektrischen Aktivität ein EEG.

Lithiumpräparate werden bei affektiven Psychosen eingesetzt. Sie haben eine prophylaktische Wirkung im Hinblick auf manische und depressive Phasen einer endogen-phasischen Erkrankung. Als gesicherte Indikation gilt daher ihre Anwendung bei der akuten Manie sowie als Prophylaktikum bei affektiven Psychosen unipolaren und bipolaren Verlaufes (Poustka u. Lehmkuhl 1982).

Auch Carbamazepin hat sich zur Behandlung affektiver Psychosen (Rezidivprophylaxe bipolarer und unipolarer psychotischer Phasen) und zur Rezidivprophylaxe bei schizoaffektiven Psychosen (hierbei häufig in Kombination mit Neuroleptika oder Antidepressiva) bewährt.

Schließlich liegen auch über eine Kombination von Lithium und Carbamazepin bei affektiven Psychosen im Jugendalter positive Erfahrungen vor. Durch die Kombination beider Substanzen kommt man mit einer geringeren Lithiumdosis aus (Poustka u. Lehmkuhl 1983).

Die unerwünschten Wirkungen, die auch bei gut kontrollierter Behandlung eintreten können, sind (Müller-Oerlinghausen 1988): feinschlägiger Tremor, Gewichtszunahme, Durst und Polyurie, Übelkeit, Störung der Schilddrüsenfunktion und EKG- bzw. EEG-Veränderungen. Von großer Bedeutung ist die Kenntnis der Symptome einer *Lithiumintoxikation*. Sie tritt bei einer Serumkonzentration von über 1,6–2 mmol/l auf und macht sich durch Symptome wie grobschlägigen Tremor und Ataxie, Müdigkeit, Benommenheit, starken Durst, verwaschene Sprache und u. U. auch Krampfanfälle bemerkbar. In allen Fällen einer Lithiumintoxikation ist eine intensivmedizinische Behandlung erforderlich. Sie kann vermieden werden durch eine sorgfältige Kontrolle des Lithiumblutspiegels, der zwischen 0,8 und 1,2 mmol/l variieren soll, eher nach der unteren Grenze tendierend.

Psychotherapeutische Maßnahmen

Bei der Psychotherapie depressiver Syndrome (insbesondere der reaktiven und neurotischen Depression) haben sich die modernen Formen der *Verhaltenstherapie* unter Nutzung kognitiver Aspekte in den letzten Jahren durchgesetzt. Dabei werden folgende Elemente berücksichtigt (Hautzinger u. de Jong-Meyer 1990, S. 153): „Aufbau einer tragfähigen Beziehung, kurzfristige entlastende Maßnahmen, Aufbau angenehmer, verstärkender Aktivitäten, Abbau von belastenden Aktivitäten und Strukturen; Aufbau sozialer Fertigkeiten und Kontakte; Veränderung einseitiger Wahrnehmungen und Bewertungsmuster; Korrektur absolutistischer Grundüberzeugungen und Einbezug der sozialen Kontaktpersonen (Partner, Familie)."

Die Erfolge der kognitiven Verhaltenstherapie bei Depressionen werden auf folgende Wirkkomponenten zurückgeführt (Zeiss et al. 1979):

- Vermittlung einer plausiblen Erklärung über die Natur der Erkrankung an den Patienten;
- Planung und Strukturierung des Tagesablaufes und des Handelns gemeinsam mit dem Patienten;
- positive Erfahrungen des Patienten mit den vorgeschlagenen Maßnahmen;
- Veränderung der kognitiven Erwartungshaltung des Patienten.

Die kognitiven Verhaltenstherapien der Depression sind jedoch nur bedingt indiziert bei den endogen-phasischen Psychosen, allenfalls als zusätzliche Maßnahmen.

Flankierende Maßnahmen

Hierunter sind alle Maßnahmen zu verstehen, die das Leben und das Lebensumfeld des Patienten berücksichtigen. In der Kindheit und Adoleszenz sind einige spezielle Aspekte zu berücksichtigen wie:

- *Einbeziehung der Eltern:* Die Eltern müssen über das Krankheitsbild aufgeklärt und in den Behandlungsplan einbezogen werden. Es kommt dabei darauf an, daß die Eltern auch an der „kognitiven Umstrukturierung" mitwirken, z.B. durch Vermittlung von Erfolgserlebnissen.
- *Einbeziehung des schulischen und beruflichen Feldes:* In vielen Fällen kann es nützlich sein, mit dem Klassenlehrer bzw. dem Anleiter einer beruflichen Ausbildungsstätte Kontakt aufzunehmen, wenn es

um konkrete Fragen geht wie z. B. Verbesserung der Selbstbehauptung in einer Leistungssituation oder vorübergehende Entlastung zu
Beginn der Behandlung. Dies muß jedoch vorher mit dem Kind
oder Jugendlichen besprochen werden und mit seinem Einverständ-
nis erfolgen.

Zu den flankierenden Maßnahmen gehört auch die Verbesserung der
Stellung des jeweiligen Patienten im Kreise Gleichaltriger, wozu die
Eingliederung in eine Gruppe manchmal sinnvoll ist.

Verlauf und Prognose

Der Verlauf *reaktiver und neurotischer Depressionen* ist in der Regel
günstig, wobei ein rascher Therapieerfolg umso wahrscheinlicher ist,
je mehr es gelingt, bereits zu Therapiebeginn Bewältigungsstrategien
mit dem Patienten gemeinsam zu erarbeiten. Auch ist es möglich, aus
verschiedenen Variablen zu Beginn der Behandlung die Wahrscheinlichkeit des Therapieerfolgess vorauszusagen.

Die sehr verdienstvollen Untersuchungen von Nissen (1971), die
sich auf früh manifest gewordene, nichtpsychotische Depressionen
bezogen, zeigten allerdings, daß langfristige depressive Verstimmungszustände keine besonders günstige Prognose haben. Die Erwar-
tung, daß derartige Depressionszustände im Kindesalter Vor- oder
Frühformen endogen-phasischer Psychosen darstellen, ließ sich durch
Katamnesen nicht bestätigen. Eine manisch-depressive Erkrankung
wurde unter den 105 nachuntersuchten Fällen nicht angetroffen, hingegen waren in 9 Fällen (9,4%) schizophrene Erkrankungen zum
Katamnesezeitpunkt festzustellen.

Dieses Ergebnis stützt die Bedeutung depressiver Verstimmungszustände im Vorfeld der Schizophrenien, worauf unser Arbeitskreis
mehrfach hingewiesen hat (Remschmidt et al. 1988; Martin 1991).

Die Prognose der *endogen-phasischen Psychosen* im Kindes- und
Jugendalter ist uneinheitlich. Viele Kinder und Jugendliche mit primär
maniformen Krankheitsbildern entwickeln später schizophrene Pro-
zeßpsychosen. Sofern das Krankheitsbild sich auch in der Katamnese
als unipolare oder bipolare endogen-phasische Erkrankung erweist, ist
die Prognose nicht ungünstig, weil es zu keinem Persönlichkeitsabbau
kommt. Jedoch muß mit einer Wiederholung der Phasen gerechnet
werden, was sich in vielen Fällen durch eine Lithiummedikation vermeiden oder abmildern läßt.

Literatur

American Psychiatric Association (1987) Diagnostic and statistical manual of mental disorders, 3rd ed, revised (DSM-III-R). APA, Washington

Anthony J, Scott PD (1960) Manic-depressive psychoses in childhood. J Child Psychol Psychiatry 1:52–72

Beck AT (1976) Cognitive therapy and emotional disorders. International Univ Press, New York

Carlson GA, Garber J (1986) Developmental issues in the classification of depression in children. In: Rutter M, Izard CE, Read BP (eds) Depression in young people. Developmental and clinical perspectives. Guilford, New York

Dilling H, Mombour W, Schmidt MH (Hrsg) (1991) Internationale Klassifikation psychischer Störungen. ICD-10, Kap V, Klinisch-diagnostische Leitlinien. Huber, Bern Stuttgart Wien

Friese HJ, Trott GE (Hrsg) (1988) Depression in Kindheit und Jugend. Huber, Bern Stuttgart Toronto

Garber J (1984) Classification of childhood psychopathology: A developmental perspective. Child Dev 55:30–48

Hautzinger M, de Jong-Meyer R (1990) Depressionen. In: Reinecker H (Hrsg) Lehrbuch der klinischen Psychologie. Hogrefe, Göttingen

Herpertz-Dahlmann B, Remschmidt H (1989) Anorexia nervosa und Depression. Zur Gewichtsabhängigkeit der depressiven Symptomatik. Nervenarzt 60:490–495

Kolvin I, Barrett ML, Bhate SR, Berney TP, Famuyiwa O, Fundudis T, Tyrer S (1991) The Newcastle Child Depression Project: diagnosis and classification of depression. Br J Psychiatry 159 (suppl 11):9–21

Martin M (1991) Der Verlauf der Schizophrenie im Jugendalter unter Rehabilitationsbedingungen. Enke, Stuttgart

Müller-Oerlinghausen B (1988) Lithiumsalze. In: Remschmidt H, Schmidt MH (Hrsg) Kinder- und Jugendpsychiatrie in Klinik und Praxis, Bd I. Thieme, Stuttgart New York

Nissen G (1971) Depressive Syndrome im Kindes- und Jugendalter. Springer, Berlin New York

Oerter R et al. (1987) Entwicklungspsychologie. 2. Aufl. Psychologie Verlags Union, München

Pearce J (1974) Childhood depression. M Phil (Psychiatry) Thesis, University of London

Pearce J (1978) The recognition of depressive disorder in children. Journal of the Royal Society of Medicine 71 (zit. n. Kutter 1986) 494–500

Poustka F, Lehmkuhl G (1982) Lithiumtherapie bei manisch-depressiven Psychosen im Jugendalter. Z Kinder- und Jugendpsychiatr 10:230–241

Poustka F, Lehmkuhl G (1983) Kombinationsbehandlung mit Lithium und Carbamazepin bei affektiven Psychosen im Jugendalter. Z Kinder Jugendpsychiatr 11:388–398

Remschmidt H (1992) Psychiatrie der Adoleszenz. Thieme, Stuttgart New York

Remschmidt H (1992) Adoleszenz. Entwicklung und Entwicklungskrisen im Jugendalter. Thieme, Stuttgart New York

Remschmidt H, Brechtel B, Mewe F (1973) Zum Krankheitsverlauf und zur Persönlichkeitsstruktur von Kindern und Jugendlichen mit endogen-phasischen Psychosen und reaktiven Depressionen. Acta Paedopsychiatr 40:2–17

Remschmidt H, Martin M, Albrecht G, Gerlach G, Rühl D (1988) Der Voraussagewert des Initialbefundes für den mittelfristigen Rehabilitationsverlauf bei jugendlichen Schizophrenen. Nervenarzt 59:471–476

Rutter M (1980) Changing youth in a changing society: Patterns of adolescent development and disorder. Naffield Provincial Hospital Trust, London 1979 und Harvard Univ Press, Cambridge, MA

Rutter M, Graham P, Chadwick O, Yule W (1976) Adolescent turmoil: fact or fiction? J Child Psychol Psychiatr 17:35–56

Rutter M, Izard CE, Read BP (eds) (1986) Depression in young people. Developmental and clinical perspectives. Guilford, New York

Schulz E, Remschmidt H (1988) Pharmakotherapie depressiver Syndrome im Kindes- und Jugendalter. Z Kinder Jugendpsychiatr 16:142–154

Spitz R (1946) Anaclitic depression. Psychoanal Study Child 2:313–342

Stutte H (1963) Endogen-phasische Psychosen des Kindesalters. Acta Paedopsychiatr 30:34–42

Woggon B (1987) Pharmakotherapie der Depression. Therapiewoche 37:933–940

World Health Organization (1991) Tenth revision of the international classification of diseases. Clinical descriptions and diagnostic guidelines. WHO, Geneva

Zeiss AM, Lewinsohn PM, Munoz RF (1979) Nonspecific improvement effects in depression using interpersonal skills training, pleasant activity schedules, or cognitive training. J Consult Clin Psychol 47:427–439

Diskussion

LEITUNG: EBERHARD LUNGERSHAUSEN

Diskutanten: ARND BAROCKA, Erlangen
JOACHIM DEMLING, Erlangen
WOLFGANG KASCHKA, Erlangen
SIEGFRIED KASPER, Bonn
EBERHARD LUNGERSHAUSEN, Erlangen
HELMUT REMSCHMIDT, Marburg

LUNGERSHAUSEN:

Herr Remschmidt, ich danke Ihnen, daß Sie diese Fülle von Informationen und Material so konzis zusammengefaßt und dargestellt haben. Gehen wir gleich über zur Diskussion.

KASPER:

Ich als Erwachsenenpsychiater fand es sehr schön, daß Sie die Verbindung zwischen der Kinderpsychiatrie und der Erwachsenenpsychiatrie hinsichtlich der Erkrankungshäufigkeit der Eltern betont haben. Die letzte Ausgabe der Archives of General Psychiatry (Oktober 1992) enthält eine Studie, die darstellt, daß die Erkrankung der Eltern auch für die Behandlung der Kinder von Bedeutung ist; wenn nämlich die Eltern mehrere Phasen durchgemacht haben, sprechen die Kinder schlechter auf die antidepressive Therapie an.

KASCHKA:

Herr Remschmidt, Sie haben die Parallelität der Befunde auf der endokrinologischen Ebene zwischen der Jugendpsychiatrie/Kinderpsychiatrie und der Erwachsenenpsychiatrie gezeigt. Im Dexamethasontest hat man bei Erwachsenen sehr ähnliche Beobachtungen wie die hier referierten gemacht. Sie hatten darauf abgehoben, daß diejenigen Patienten, bei denen sich der Dexamethasontest nicht normalisiert, besonders schwere Rezidive erleiden. Haben Sie auch beobachten können, daß nach normalisiertem Dexamethasontest einem Rezidiv eine „Verschlechterung" im Dexamethasontest vorausläuft?

REMSCHMIDT:

Das haben wir leider nicht geprüft. Wir haben es so gedeutet: wenn der Test sich nicht normalisiert, dann handelt es sich um Patienten, die stärker „streßanfällig" sind. Wir haben aber auch Patienten gefunden, die trotz einer Normalisierung des Dexamethasonsuppressionstests einen Rückfall erlitten haben. Die Frage kann ich z. Z. nicht präzise beantworten. Aber es ist so: in der Häufigkeit waren die Unterschiede, was den Rückfall betrifft, deutlich, und der Dexamethasontest hat sich als sehr unspezifisch für Depressionen erwiesen. Ich denke, daß er einen unspezifischen Indikator für Streßbelastung darstellt, und so möchte ich es gedeutet wissen.

BAROCKA:

Ich möchte auf den Punkt „Kinder depressiver Mütter" zurückkommen. Bei Lynn Murray in Cambridge fand ich sehr eindrucksvoll, wie Säuglinge depressiver Mütter deutlich sichtbar in der Interaktion beeinträchtigt sind. Die Mütter blicken sie seltener an; beim Säugling beobachtet man ein ähnliches Verhalten. Er reagiert anscheinend sofort. Aber wie verhält es sich beim Erwachsenen, wenn man an die Adoptionsstudien denkt? Bei diesen ist der mütterliche Einfluß eliminiert.

REMSCHMIDT:

Das ist eine sehr interessante Frage. Unter den verschiedenen Adoptionsstudien heben sich die dänischen Studien, auch bei Kindern depressiver Eltern, hervor. Man kann in etwa sagen, die Adoption ist in gewisser Weise ein Präventionsinstrument, aber begrenzt. Der genetische Einfluß setzt sich – ähnlich wie auch bei den Alkoholikern, also Kindern alkoholischer Väter beispielsweise – gegenüber der Durchschnittsbevölkerung durch. Er ist aber geringer als bei den Kindern, die im Milieu aufwachsen. Wenn der Störungsgrad der Familie oder der depressiven Person ausgeprägt ist, sind diese direkten Einwirkungen signifikant, aber auch langfristige Einwirkungen sind vorhanden, die auf dem genetischen Sektor liegen. Und vielleicht noch etwas Spannendes: Wir haben auch die Kinder Schizophrener untersucht und sie mit den Kindern Depressiver verglichen, das konnte ich hier nur nicht aufzeigen. Interessanterweise ist, was an reaktiven Verhaltensweisen auftritt, ganz stark davon abhängig, ob der andere Ehepartner oder Partner eine kompensatorische Funktion wahrnehmen kann. Das hat Bleuler bereits in seiner großen Monographie über die Schizophrenie beschrieben. Er hat gesagt, Familien Schizophrener können auch große Kräfte aktivieren, wenn der gesunde Partner gewisse Rollen übernimmt, und er hat auch gesagt, Kinder Schizophrener können auch an dem Problem wachsen. Das gibt es natürlich, aber wir müssen auch die andere Seite sehen.

DEMLING:

Sie hatten die Umkehr in der Inzidenz von Depression bei Knaben und Mädchen zu einem bestimmten Alterszeitpunkt dargestellt und auch einige Ursachen dafür aufgezählt. Ich könnte mir vorstellen, daß der elterliche Einfluß eine Rolle spielen könnte, und zwar im Sinne des Rollenverständnisses von Knaben und Mädchen: Knaben haben nicht depressiv zu sein, Mädchen dürfen das eher. Ist so etwas denkbar?

REMSCHMIDT:

Das ist denkbar. Es hängt sowohl von der Einstellung ab, die Depression wird ja auch von außen definiert, als auch von der Auffassung, die man selbst als Kind und als Jugendlicher von der Depression hat. Das wiederum wird von der Meinung der Eltern beeinflußt. Sie haben auf einer Abbildung den Hinweis auf den Attributionsstil gesehen. Das ist damit gemeint.

LUNGERSHAUSEN:

Ich habe noch eine Bitte an Sie, Herr Remschmidt. Sie haben mich insofern etwas enttäuscht, weil ich selber an einer Studie über die Todesvorstellungen von Patienten, die suizidal sind oder Suizidversuche begangen haben, zu arbeiten versuche. Die Enttäuschung kommt daher, daß die Kinder- und Jugendpsychiater die Idee offenbar schon längst gehabt haben. Frage: Gibt es bereits Publikationen zu diesem Thema?

REMSCHMIDT:

Es gibt eine ganz frühe Arbeit von Herrn Förster, der in Essen und früher in Marburg Kinderpsychiater war, die sich mit den Todesvorstellungen sehr junger Kinder auseinandersetzt. Außerdem hat man die Untersuchungen über Vorstellungen vom Tode auch weiterhin verfolgt. Aber gute Ideen lohnen immer. Insofern, meine ich, sollte Sie das nicht entmutigen, sondern im Gegenteil ermutigen.

LUNGERSHAUSEN:

Ich danke Ihnen, und nun weiter in unserem Programm.

Depression in der Lebensmitte

RALF UEBELHACK

Neurobiologische Aspekte der Depression des mittleren Lebensalters sollen Gegenstand der folgenden Ausführungen sein. Zuvor eine Vorbemerkung: Weil wir dazu neigen, Gedanken an den Tod zu verdrängen, schieben wir in unserem Bewußtsein die Zeitspanne für das mittlere Lebensalter sehr weit nach oben. Tatsächlich aber finden in dem Zeitraum der wirklichen Lebensmitte zwischen 30 und 60 schon einige neurobiologische Veränderungen statt, die erst im hohen Alter erwartet werden. Wir haben mit zunehmendem Alter im Zusammenhang mit Weltereignissen und persönlichem Erleben viel häufiger die Chance zu versagen, wir haben viel häufiger die Chance, mit Funktionsminderungen zu leben, und wir haben auch häufiger die Chance, Verluste zu erleiden. Unabhängig hiervon ist die neurobiologische Basis des Lebens einem ständigen Fluß unterworfen, so auch die Teilprozesse der synaptischen Transmission. Bei erhaltener Struktur und Funktion können minimale Abweichungen vorhanden sein, die alterungsbedingt sind und eine Prädisposition zur Krankheit bedeuten könnten.

Die Psychiatrie ist im allgemeinen sehr vorsichtig bei der Darstellung was Krankheit im wesentlichen ist. Deshalb möchte ich hier in bezug auf die synaptischen Strukturen nur auf zwei Aspekte hinweisen, die mit zunehmendem Alter eine Rolle spielen:
1. Vaskuläre Prozesse, und damit einhergehend die Möglichkeit eines gravierenden, u. U. regionalen Mangel an Sauerstoff und
2. hormonelle Dysfunktionen mit Auswirkung auf synaptische Strukturen.

Es gibt hinreichend Gründe anzunehmen, daß modulierende Transmittersysteme des Serotonins oder Noradrenalins Alterungsprozessen unterliegen. Das gilt wahrscheinlich sowohl in Bezug auf die synaptischen Vesikel als auch bezüglich der Transportsysteme. Vermutlich existieren hier spezielle Kopplungen an dem genetischen Apparat. Es sind direkte Beziehungen zwischen psychotomimetischen Transmittermetaboliten und den Ebenen der sekundären und tertiären Messenger im postsynaptischen Neuron denkbar. Im Bereich der Synapse könnten Veränderungen der Durchblutung entstehen, die klinisch manifest werden. Es ist also nicht auszuschließen, daß mit zunehmendem Alter alle Teilprozesse der synaptischen Transmission einer gewissen Veränderung unterliegen. Möglicherweise ändert sich mit dem Alterungsprozeß die Rezeptorzahl z. B. im Serotoninsystem, oder es wandeln sich die Relationen beispielsweise zwischen 5-HT_{1A} und 5-HT_2. Es wäre auch denkbar, daß bei 5-HT_1 und 5-HT_2 eine Abnahme erfolgt. Wichtig erscheint, daß besonders bei der Synthese der Transmitter die ratenbegrenzenden Schritte dann einer sehr starken Veränderung unterliegen können, wenn die Sauerstoffkonzentration abfällt. Das gilt besonders für die Hydroxylierung von Tryptophan und Tyrosin.

Neurobiologische Konzepte des mittleren Lebensalters, die im wesentlichen auf neuroendokrinen Veränderungen, Veränderungen der Rezeptorempfindlichkeit, der Rezeptorzahl und der Carrieresysteme basieren, können nicht nur so interpretiert werden, daß es innerhalb der persönlichen Lebensgeschichte zu einer ganz persönlichen neurobiologischen Ausgestaltung kommt. Jeder hat nicht nur seine eigene Depression und seine eigene psychopharmakologische Ansprechbarkeit, sondern jeder besitzt auch seine fließende psychoreaktive individuelle neurobiologische Konstellation. Wir haben damit die Möglichkeit, diese modulierenden Transmitter-Systeme aus mindestens zwei Richtungen zu beeinflussen:

Die eine Richtung ist die neurobiologische Beeinflussung, die wir im wesentlichen durch die Psychopharmaka, Lichttherapie, Schlafentzug etc. anstreben. Die andere Richtung ist von übergeordneter menschlicher Ebene schon sehr früh versucht und auch beschrieben worden, die Beeinflussung durch nicht somatische Mittel wie Philosophie und Psychotherapie. Immanuel Kant veröffentlichte auf Veranlassung Hufelands, dem ersten Dekan der medizinischen Fakultät der Berliner Universität, der auch den Begriff „Naturheilkunde" inaugurierte, die Schrift „Von der Macht des Gemütes durch den bloßen Vorsatz, seines krankhaften Gefühls Meister zu werden".

Bei aller Berechtigung und Notwendigkeit der psychotherapeutischen Verfahren birgt der Therapievorschlag Kants Gefahren in sich. Nämlich, daß die Macht des Gemütes, übrigens ein Begriff, den der Mystiker Meister Ekkehard prägte, nicht zur Heilung ausreichen könnte. Hufeland meint im Vorwort zur Ausgabe der Kant-Schrift von 1824, daß Nervenkrankheit eine Trägheit und Passivität des Geistes sei, die Folge des schlaffen Hingebens an körperliche Gefühle und Einflüsse. Gerade die Depressionen im mittleren Lebensalter sind wegen der im gesunden Zustand lange vorhandenen Eigenverantwortlichkeit und Selbstbestimmung besonders gefährliche Zustände, da die neurobiologischen oder somatischen Faktoren leicht übersehen werden, weil scheinbar ausreichende Gründe für die Depression vorliegen. Andererseits wird Unglück und Leid leicht als Krankheit verkannt oder umgedeutet. Eine Differenzierung scheint auch für die einzelnen Anteile des depressiven Zustands geboten. Das vereinigte Deutschland weist zumindest nach Ansicht der Medien im Osten eine Zunahme depressiver Syndrome auf. Wenn überhaupt, so ist die neue Lebenssituation keineswegs eine ausreichende Begründung hierfür, sie darf nicht dazu benutzt werden, daß andere Gründe und Faktoren nicht bedacht oder berücksichtigt werden. Der Extremfall der deutschen Wiedervereinigung zeigt, daß schnelle Festlegungen von Kausalitätsbeziehungen nicht akzeptabel sind. Es ist zu fragen, ob bei der im Osten verbliebenen Population, die einen großen Anteil von Menschen im mittleren Lebensalter umfaßt, eine Akzeptanz für die Therapieprinzipien Kants ein gravierendes Moment darstellt. Trotz des offiziellen Atheismus ist das Gebiet vom Protestantismus geprägt, der durch Selbstbestimmung und Eigenverantwortung des Individuums charakterisiert ist. Krankheit erscheint somit häufig als Willensschwäche und wird dadurch verkannt. Deswegen gibt es im Osten eine zunehmende Hinwendung zur Selbsttherapie und Selbstquälerei und zur übersteigerten Mißachtung dessen, daß ein Gehirn mit Milliarden Nervenzellen krank werden kann. Es ist daher dringend notwendig, ohne daß wir die Selbstbehauptung vergessen, Parameter zu finden, die für jeden Einzelnen eine sehr gezielte und sehr exakte biologische Therapie als Adjuvans oder als primäres Prinzip festlegen lassen.

Das deutsche Experiment könnte bei exakter Auswertung zeigen, daß depressive Syndrome ohne neurobiologische Prädisposition doch nicht so häufig sind und daß im mittleren Lebensalter eine Vulnerabilität synaptischer Korrelate zu vermuten ist.

Ich gehe nochmals auf die Auffassungen ein, die sich in der Neurobiologie eingebürgert haben. Die Synthese von Serotonin, Dopamin und Noradrenalin ist im hohen Maße sauerstoffabhängig. In den Synapsen selbst werden wahrscheinlich Substanzen produziert, die die Synapsen im einzelnen auch durch die Veränderungen des Blutflusses abschalten können. Moderne Untersuchungen geben Hinweise darauf, daß in Abhängigkeit von diesen Prozessen das Hirn nicht nur insgesamt in seiner Aktivität beeinflußt wird, sondern ganz gezielt über Rezeptorbindungen und Umschaltung des lokalen Metabolismus eine lokale Änderung der Aktivität erzeugt wird.

Davon ausgehend, daß eines nicht für alles gilt, daß die Menschen verschieden sind, haben wir versucht, neurobiologische Konstellationen zu erfassen, gewissermaßen eine Mustererkennung zu versuchen. Als Beispiel sei hier unser Standardprogramm erwähnt, das darauf zielt, von Einzeluntersuchungen wegzuführen. Wir sind bei der Erfassung von Parametern aus dem Serotoninstoffwechsel und dem Phenyläthylaminstoffwechsel soweit gekommen, daß wir bestimmte Beziehungen aufzeigen können. Wir sind in der Lage, anhand von vier Parametern praktisch relevante Fragen zu bearbeiten. Diese Parameter sind die 5-HT-Konzentration, der Reuptake, die Methylierung von Indolaminen und die Aktivität der Monoaminoxidase A bzw. B. Die Untersuchungen (Abb. 1, 2) zeigen, daß die Menschen auf der neurobiologischen Ebene sehr verschieden sind. Mit Hilfe eines Computerprogrammes läßt sich nachweisen, ob die einzelnen neurochemischen Parameter in einer harmonischen oder dysharmonischen Beziehung zueinander stehen (Abb. 3). Im Zustand der Harmonie, oder medizinisch ausgedrückt, der Gesundheit, haben wir eine harmonische Beziehung der Parameter zueinander. Im Krankheitszustand ist die neurobiologische Konstellation durch Dysharmonie gekennzeichnet. Derartige Interpretationen lassen sich in Zukunft vielleicht zur Therapiekontrolle anwenden. Bei der Betrachtung der Zeit läßt sich sowohl im Tagesverlauf als auch im Längsschnitt der Erkrankung erwarten, daß die Beziehungen der Parameter zueinander zu bestimmten Zeitpunkten dysharmonisch werden. Es sei daran erinnert, daß bei depressiven Zuständen, insbesondere auch bei Depressionen in der Lebensmitte, tageszeitliche und saisonale Schwankungen vorliegen, die mit einer bestimmten neurobiologischen Konstellation einhergehen. Möglicherweise lassen sich hier Konstellationen der Exazerbation und der Remission erfassen.

Aus unserem Befunde geht hervor, daß für bestimmte Parameter Altersabhängigkeit besteht und somit die Relationen zwischen den einzelnen Parametern altersabhängig differieren können. Als Beispiel soll hier die Methylierungsrate von Indolaminen bei Frauen in Abhängigkeit vom Alter genannt werden (Abb. 4). Hier ergeben sich sehr interessante altersabhängige Aktivitätsänderungen. Wir finden eine Zunahme der Methyltransferaseaktivität bei Frauen mit steigendem Alter. Es kommt mit zunehmendem Alter, aus welchen Gründen auch immer, bei Frauen zu einer höheren Wahrscheinlichkeit der Bildung von methylierten Indolaminen. Aus den bisherigen klinischen Daten kann abgeleitet werden, daß eine erhöhte Methyltransferaseaktivität und damit möglicherweise höhere Konzentrationen von methylierten Indolaminen mit einer Wahnsymptomatik in Beziehung steht. Es ist

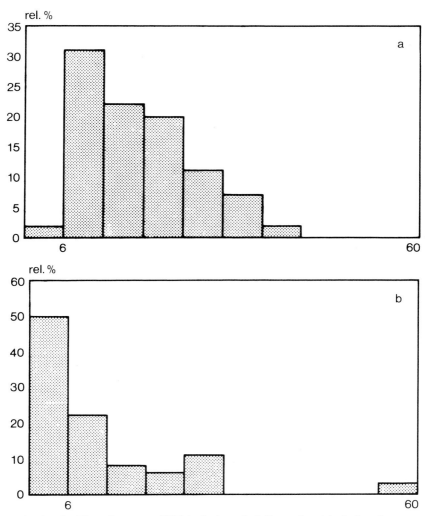

Abb. 1a, b. Thrombozytäre 5HT-Aufnahme bei Gesunden **(a)**; bei endogenen Depressionen **(b)** (pMol^{3}H-5HT/10^9 Thr. * 5 min)

nicht möglich, das vordergründig und sofort zuzuordnen, aber es sollte bei der Betrachtung von Depressionen bei Frauen im mittleren Alter berücksichtigt werden. Hier sind weiterführende Studien notwendig. Der Befund ist auch deswegen interessant, weil diese Veränderungen der Enzymaktivität bei Männern offensichtlich nicht zu finden sind.

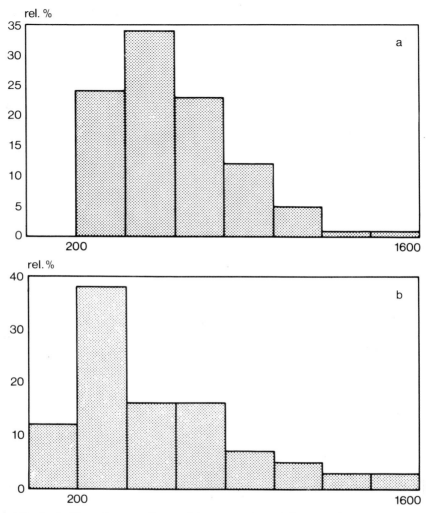

Abb. 2a, b. Thrombozytäre Serotoninkonzentration bei Gesunden **(a)**; bei endogenen Depressionen **(b)** (ng/10^9 Thr.)

Bei der Methylierung liegt ein eindrückliches Beispiel für biologische Änderungen im mittleren Lebensalter vor.

Eine weitere Möglichkeit, altersabhängige Veränderungen bei Depressionen in Verbindung mit neurobiologischen Veränderungen zu sehen, ist am Beispiel des psychotomimetischen Indolamins 5-

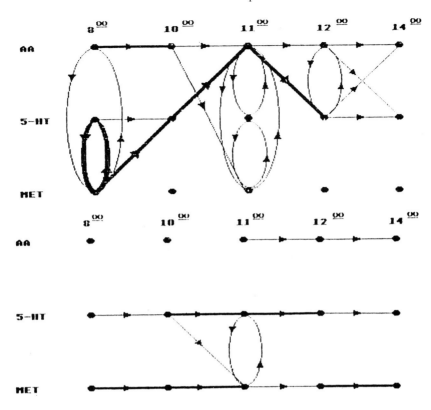

Abb. 3. Qualitatives Abhängigkeitsmodell mit den Wechselwirkungen zwischen Stoffwechselmerkmalen (AA – aktive 5HT-Aufnahme, 5HT-Serotoninkonzentration, MET-Methyltransferasen) auf der Grundlage standardisierter Meßwerte.
oben: gesunde Probanden
unten: schizophrene Patienten

Methoxy-N, N-Dimethyltryptamin nachzuweisen. Diese Substanz kann sowohl die Monoaminooxidase A als auch den Reuptake von Serotonin in sehr niedrigen Konzentrationen beeinflussen. Darüber hinaus ist eine Beeinflussung der Nukleinsäuresynthese und der Proteinsynthese möglich. Es ist hinreichend bekannt, daß der genetische Code eine Rolle für das Funktionieren von Hirnmechanismen spielt und daß die intrazellulären Veränderungen der Genexpression wahrscheinlich die Kopplung zwischen prä- und postsynaptischen Ereignis-

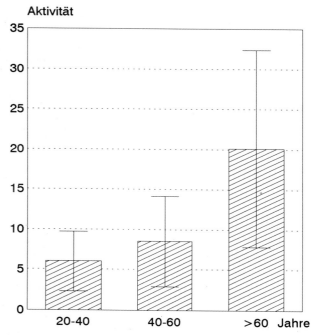

Abb. 4. Thrombozytäre Aktivität der Methyltransferase bei Frauen
(pMol Prod/10^9Th * 15 min)

sen bzw. die Kopplung zwischen den postsynaptischen Ereignissen
bewirkt. Die Diskrepanz besteht bei der Interpretation der Wirkung
von Indolaminen in der ausschließlichen Betrachtung der akuten Wirkungen unter Vernachlässigung der chronischen Effekte. Es ist denkbar, daß die akute Wirkung auf der Basis der akuten Beeinflussung
des synaptischen Komplexes lange Zeit dominiert, daß aber die Lang-
zeitwirkung der Substanz über den genetischen Apparat das Neuron
so modifiziert, daß es in der nächsten Phase einer depressiven Erkrankung anders anspricht. Bei dem bekannten Psychotominektikum 5-
Methoxy-N, N-Dimethyltryptamin sind die akuten Wirkungen möglicherweise mit Langzeitwirkungen verbunden, die über eine
Beeinflussung der RNS-Synthese realisiert werden. In einer sehr alten
Arbeit von uns, in der wir einen Vergleich zwischen LSD und 5-
Methoxy-N, N-Dimethyltryptamin vorgenommen haben, konnten wir

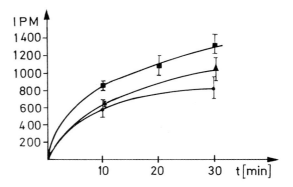

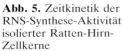

Abb. 5. Zeitkinetik der
RNS-Synthese-Aktivität
isolierter Ratten-Hirn-
Zellkerne
– ■ – Zellkerne ohne
    Effektor
– ● – mit LSD (10^{-9}M)
– ▲ – mit 5MeODMT
    (10^{-9}M)

an isolierten Rattenhirnzellkernen nachweisen, daß die RNS-Synthese durch 5-MeODMT, ähnlich wie durch LSD, gehemmt wird (Abb. 5). Es ist daraus abzuleiten, daß die Substanz, die bei verschiedensten psychotischen Zuständen gefunden werden kann, auch bei depressiven Patienten über die Beeinflussung der m-RNS-Synthese und möglicherweise auch der Proteinsynthese Zellveränderungen bewirkt, die erst mit zunehmendem Alter zum Tragen kommen. Das heißt, wenn man diesen Befund mit der steigenden Aktivität der Methyltransferasen bei Frauen in Verbindung bringt, daß hier grundsätzlich Änderungen im mittleren Lebensalter auf der Ebene des Neurons erwartet werden können. Es soll darauf hingewiesen werden, daß diese Befunde von größerer allgemeiner Bedeutung sein könnten, da die Beziehung zwischen prä- und postsynaptischem Neuron letzlich über sekundäre und tertiäre Messenger bis hin zur Proteinsynthese adaptive Mechanismen umfaßt, die den Krankheitsprozeß irreversibel verändern können. Das heißt, um bei diesen Indolaminen zu bleiben, in dem Moment, wo ein Patient eine relativ hohe Konzentration solcher Substanzen während einer Krankheitsphase aufweist, hat er nicht nur die Veränderungen der Monoaminooxidaseaktivität und des Serotoninuptakes, sondern auch Abweichungen im nukleären Bereich. Das könnte sowohl im Sinne der Defektbildung als auch im weitestgehenden Sinne in bezug auf eine Entkopplung postsynaptischer Mechanismen wichtig sein. Im Sinne einer Neuromodulation wäre die Ansprechbarkeit des Neurons auf den Transmitter oder das Psychopharmakon verändert. Bei Abfall der Konzentration wäre eine Umschaltung nur noch bedingt möglich.

In diesem Zusammenhang ist interessant, daß eine Reihe älterer Psychopharmaka eine Wirkung auf die Methyltransferase besitzen. Als Beispiel ist hier das Haloperidol zu nennen. Nach unseren Befun-

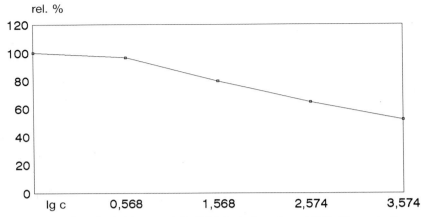

Abb. 6a. Haloperidolwirkung auf die 5HT-Aufnahme (n = 4 NP). Konzentrationsbereich 3,7 ng/ml ... 3,75 µg/ml

den hemmt es zusätzlich zu den bekannten Wirkungen auf das Dopaminsystem sowohl die Methylisierung von Indolaminen als auch den Serotoninuptake (Abb. 6a, b). Die Verbindung zwischen Wahnsymptomatik und der günstigen Wirkung von Haloperidol mit Antidepressiva bei depressiven Patienten im höheren Lebensalter ist unter diesem Aspekt interessant. Es kann der Standpunkt vertreten werden, daß nicht nur die Blockierung der Dopaminrezeptoren, mittlerweise sind es schon 4, sondern auch die Wirkung auf die Methylierungsprozesse für die therapeutischen Effekte des Haloperidols bei Depressionen im mittleren Lebensalter von Bedeutung sind. Es ist anzunehmen, daß die Senkung der Methyltransferaseaktivität letzten Endes ein wichtiges Ereignis für die Normalisierung der neurobiologischen Konstellation im postsynaptischen Neuron ist. Ein anderer interessanter Befund ist bei Clozapin in bezug auf die Methylierung erwähnenswert. In bestimmten Konzentrationen wird eine Aktivierung der Methylierung hervorgerufen (Abb. 6a). Bei bestimmten depressiven Formen, auch hier ist die Altersabhängigkeit wichtig, finden wir einen absoluten Mangel an Methylierung. Die Therapiebemühungen mit S-Adenosylmethionin als Methyldonator sind bekannt. Auch hier ist anzunehmen, daß sowohl die Beeinflussung von MAO-A, die auch für das Clozapin nachweisbar ist, als auch die Beeinflussung der Methyltransferase ein wichtiger Ansatzpunkt bei der Behandlung von Depressionen im mittleren Lebensalter ist (Abb. 6a). Das heißt insgesamt, daß aufgrund der altersabhängigen Veränderungen der neurobiologischen

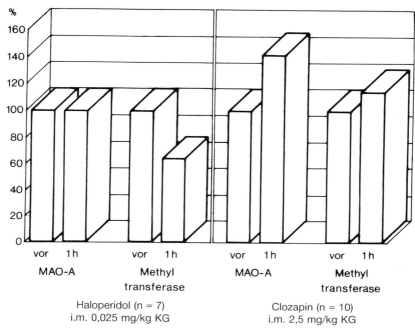

Abb. 6b. Wirkung von Neuroleptika auf die MAO-A und Methyltransferase bei Schizophrenien. Haloperidol [n = 7] i.m. 0,025 mg/kg KG, Clozapin [n = 10] i.m. 2,5 mg/kg KG

Konstellation bekannte Therapieprinzipien eine Transformation erfahren, indem Wirkmechanismen zum Tragen kommen, die im früheren Lebensalter wahrscheinlich keine größere Bedeutung haben.

Wir haben verschiedene Untersuchungen durchgeführt, die zeigen, daß sowohl die Gruppe der Normalen als auch die der Patienten biologisch heterogen ist. Den Daten ist zu entnehmen, daß sehr große Abweichungen vorkommen und daß der Patient bei der Betrachtung von mehr als einem Parameter auch neurobiologisch als ein Individuum interpretiert und therapiert werden muß. Diese Heterogenität gilt sowohl für die Tageszeit als auch für den Verlauf an sich. Es ist daher darauf hinzuweisen, daß die Individualität aus Sicht der neurobiologischen Forschung auch dahingehend zu sehen ist, daß jeder Mensch, wahrscheinlich auch im Bereich der Synapse, seine individuellen Alterungsprozesse erfährt. Inwieweit diese individuellen Konstellationen für Diagnostik und Therapie eine Rolle spielen werden, muß die Zukunft zeigen. Wie überall in der Medizin sind Abweichun-

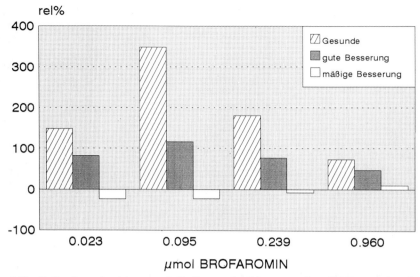

Abb. 7. Brofarominwirkung auf die Serotoninbildung aus dem 3H-Tryptophan in den Thrombozyten (in vitro) bei Gesunden und mit Brofaromin behandelten Depressionen

gen erst dann deutlich, wenn sie in Form eines Belastungstests untersucht werden. In diesem Sinne haben wir versucht, Therapieprädiktionen zu machen und die Synthesekapazität für Serotonin in Thrombozyten getestet. Die Synthese von Serotonin setzt eine Tryptophanhydroxylase voraus. Wir sind sicher, daß wir sie aufgrund unserer Testverfahren mit radioaktiv-markiertem Präkursoren nachweisen konnten. Wir haben ganz individuell mit einem sog. MAO-A-Hemmer untersucht, inwieweit ein Anstieg der Serotoninkonzentration in einem in vitro-Test erzielt werden kann (Abb. 7). Als Nebenbefund konnten wir nachweisen, daß diese selektiven MAO-A-Hemmer u.a. auch den Reuptake von Serotonin hemmen, was in diesem Zusammenhang irrelevant ist (Abb. 8). Die Untersuchungen zur Serotoninsynthesekapazität in Thrombozyten läßt sich mit jedem anderen MAO-A-Hemmer auch durchführen. Die Befunde zeigen bei Patienten, die nicht auf den MAO-A-Hemmer angesprochen haben, keine Erhöhung der Serotoninsynthese. Bei Patienten mit guten therapeutischen Effekten wurde ein Anstieg der Serotoninkonzentration erreicht, allerdings niedriger als bei Gesunden (Abb. 7). Für die neurobiologische Charakterisierung depressiver Zustände könnte in diesem Ver-

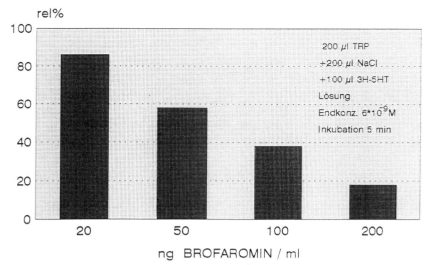

Abb. 8. Wirkung des Brofaromin auf die aktive Aufnahme von Serotonin im thrombozytenreichen Plasma (in vitro)

fahren ein Fortschritt liegen. Es wäre interessant zu wissen, inwieweit zusätzlich zum Krankheitsprozeß altersabhängige Veränderungen vorliegen. Die Berücksichtigung solcher Veränderungen dürfte eine Verbesserung der Diagnostik und Therapie ermöglichen. Ziel wäre dabei die Charakterisierung des individuellen Ansprechens depressiver Patienten im mittleren Lebensalter auf ein bestimmtes Medikament. Dabei sind folgende Vorstellungen möglich: Anhand einer neurochemischen Klassifikation auf einer peripheren Ebene werden bestimmte neurochemische Konstellationen und Trends des Metabolismus untersucht. In einer zweiten Phase könnten die individuellen in-vitro-Untersuchungen Wirkungen eines bestimmten Medikamentes erfaßt werden. Im Verlauf der Behandlung käme als drittes Element dazu, im Sinne eines drugmonitorings zu bestimmten Zeiten die neurochemische Konstellation erneut zu erfassen. Bei all diesen Untersuchungen sind entsprechende parallele psychometrische Verfahren erforderlich. Wir gehen davon aus, daß gerade im mittleren Lebensalter die Erfassung der neurobiologischen Individualität für die Therapie besonders wichtig ist, da neben dem eigentlichen Krankheitsprozeß die indviduelle Alterung ein modifizierendes Element der Krankheit darstellt.

Um auf den Ausgangspunkt zurückzukommen: die Berücksichtigung des individuellen Lebensweges sollte durch die Erfassung der individuellen biologischen Konstellation ergänzt werden. Inwieweit das mit Kant und unserer Verpflichtung, uns selbst zu disziplinieren, im Zusammenhang steht, überlasse ich jedem selbst. Ich denke, das eine schließt das andere nicht aus.

Literatur

Avora RC, Meltzer HY (1991) Serotonine (5-HT 2) receptor binding in the frontal cortex of schizophrenic patients. J Neural Transm 85:19–29

Blauw GT, Brummelen P van, Chang PC et al (1988) Arterial dilatation and venous constriction induced by serotonin in the elderly. Drugs 36 (Suppl 1):74–77

Carlsson A (1978) Effects of low oxygen on Brain Monoamine Metabolism. In: European Society for Neurochemistry. CH, Weinheim New York, pp. 266–270

Demisch L (1981) Die Bedeutung veränderter Monoaminoxydase bei Patienten mit psychiatrischen Erkrankungen. Nervenarzt 53:455–460

Korpi ER, Kleinman JE, Goodman SI et al (1986) Serotonine and 5-HIAA in brains of suicide victims. Arch Gen Psychiatr 43:594–600

Niemegeers CJE, Awonters F, Janssen PA (1990) Serotonine antagonism involved in the antipsychotic effect. Confirmation with ritanserin and risperidone. Encephale 16:147–151

Uebelhack R, Belkner J, Seidel K (1979) Einfluß von LSD und 5-Methoxy-N,N-Dimethyltryptamin auf die RNS-Synthese in Zellkernen aus Rattenhirn. Psychiatr Neurol Med Psychol 31:1–5

Wilhelm KR, Schroeder J, Hemmingsen H et al (1989) Preliminary results of 99mTc-HMPAO-SPECT studies in endogenous psychoses. Nucl Med 28:88–91

Diskussion

LEITUNG: EBERHARD LUNGERSHAUSEN

Diskutanten: JOACHIM DEMLING, Erlangen
HANS HEIMANN, Tübingen
EBERHARD LUNGERSHAUSEN, Erlangen
RALF UEBELHACK, Berlin

LUNGERSHAUSEN:

Ja, ich bedanke mich, Herr Kollege Uebelhack, für diesen Beitrag. Sie haben mit Kant geschlossen. Bei all jenen Erklärungen und Deutungsversuchen, mit denen wir Psychiater uns herumschlagen, fällt mir ein anderer Satz von Kant ein, der gesagt hat: „Ich vermag nicht zu glauben, daß sich aus so krummem Holz, als woraus der Mensch gemacht ist, jemals wird etwas ganz Gerades zimmern lassen." Aber das nur als eine Randbemerkung. Diskussion.

HEIMANN:

Ich möchte mir noch eine Bemerkung zur Lebensmitte erlauben. Sie haben die sehr interessanten chemischen Perspektiven gezeigt, aber wir haben früher von der lebenskritischen Depression gesprochen, die dann auftritt, wenn jemand ein Ziel erreicht hat. Im Schwabenland sind es die „Häuslebauer"-Depressionen. Die Depression tritt in dem Moment auf, in dem das Haus fertiggestellt ist, also wenn Motivationen – und das hat meines Erachtens etwas Gegenteiliges mit dem kategorischen Imperativ von Kant zu tun – plötzlich wegfallen, er nichts mehr zu tun hat. Das ist die Lehre, die wir aus diesen Formen der Depression ziehen können.

UEBELHACK:

Zu dieser „Hausbauer"-Depression kann ich kaum etwas sagen, da sie bei uns kein Problem darstellt. Aber zu Kant ist zu sagen, daß der kategorische Imperativ ernstgenommen werden sollte: Man sollte nicht tun, was man nicht zum allgemeinen Gesetz erheben kann. Damit ist der Kommunismus ohnehin schon als Unfug zu klassifizieren. Aber zu diesem „nicht mehr tun können, was man gewohnt war zu tun" ist zu sagen, daß es ein großes Experiment darstellt: nach der erlernten Hilf- und Sprachlosigkeit kommt nun die Überflüssigkeit, die Wertlosigkeit und die Hoffnungslosigkeit. Dieses Stadium muß sehr schnell überwunden werden, damit Krankheit von Unglück zweifelsfrei differenziert werden kann. Auf dieser Ebene sollte man differenzieren. Gerade weil viele aus unserem protestantisch geprägten Raum – der jetzige sog. „Osten" ist ja vorwiegend protestantisch – eine Art Pflichtbewußtsein haben, eine Eigenverantwortlichkeit, vielleicht mit falschen Determinanten lebten, ist nach dem Ende der DDR eine Leere entstanden. Ich möchte fast eine mittelschwere Katastrophe voraussagen, aber ich glaube nicht, daß es sich um eine psychiatrische Erkrankung handelt; das ist einfach Unglück. Unglück läßt sich biochemisch nicht charakterisieren – ich hoffe wenigstens nicht. Dieses Unglück hat nichts mit materiellem Verlust zu tun.

LUNGERHAUSEN:

Gibt es noch weitere Wortmeldungen?

DEMLING:

Vielleicht eine ganz kurze Frage zu MAO-Hemmern, die gleichzeitig die Serotoninwiederaufnahme hemmen sollen. Ist da in der klinischen Anwendung nicht zu befürchten, daß es häufiger zu einem Serotoninsyndrom kommt?

UEBELHACK:

Zu den MAO-Hemmern möchte ich nicht viel sagen. Unsere Befunde wurden bestätigt. Eine Substanz, die die Serotoninsynthese stimuliert, die den Reuptake von Serotonin hemmt und kein reiner MAO-Hemmer ist, erscheint vorteilhaft. Der Anstieg des Serotonins ist bei einem reinen MAO-Hemmer schnell und hoch. Ich möchte weder für die eine oder andere Substanz sprechen. Es ist wahrscheinlich von Vorteil, daß ein Molekül sowohl den Uptake hemmt als auch die MAO-A und darüber hinaus auch die Synthese beeinflußt, so daß eine sehr moderate Beeinflussung des Serotonin-Systems eintreten könnte.

LUNGERSHAUSEN:

Gut, ich sehe keine weiteren Wortmeldungen mehr. Dann bedanke ich mich nochmal, Herr Uebelhack, wir kommen zum nächsten Vortrag.

Depression im Alter

JOACHIM DEMLING

Die Literatur zum Thema füllt eine Bibliothek. Die nachfolgende Übersicht behandelt deshalb nur streiflichtartig einige – besonders klinisch relevante – Bereiche, über die das angegebene Quellenmaterial den interessierten Leser eingehender unterrichtet. Hinzuweisen ist auch auf die jüngst erschienene Zusammenstellung einschlägiger Beiträge zum Kongreß der „Deutschen Gesellschaft für Psychiatrie und Nervenheilkunde" in Bonn 1990 (Möller u. Rohde 1993).

Einleitung

Spricht man von „Depression im Alter", so ist zunächst der Begriff des Alters zu klären. „Alter" ist in der deutschen Sprache doppeldeutig (im Englischen, Französischen oder auch Russischen wird dagegen jeweils ein eigener Begriff gebraucht) und bezeichnet zum einen allgemein das Lebensalter („Im Alter von ... Jahren"). Zum anderen meint „Alter" speziell das höhere Lebensalter im Sinne etwa des letzten Drittels oder Viertels eines Menschenlebens, und nur in diesem Sinne soll es uns hier beschäftigen. Gemeint ist also die Zeitspanne etwa ab dem Eintritt in die erste oder die zweite Hälfte des 7. Lebensjahrzehnts. Dabei sollte bewußt sein, daß die einem 60jährigen verbleibende Lebenszeit immerhin noch bis zu 4 Dezennien umfaßt, während andererseits kaum jemand auf den Gedanken käme, etwa die Altersgruppe der 10- bis 40- oder 50jährigen einer einheitlichen Betrachtung, unter welchem Aspekt auch immer, zu unterziehen. Man kann also mit Recht zwischen Älteren, Alten und sehr Alten unterscheiden. „Alter" als höheres Lebensalter kann aber nicht nur kalendarische Bedeutung haben. „Man ist so alt, wie man sich fühlt": will heißen, daß das Alter auch eine sehr individuelle biographische Dimension hat, die durch psychologische, biologische und soziale Faktoren in je ganz unterschiedlicher Weise mitgeformt wird (Lungershausen 1989).

Bereits diese wenigen Überlegungen machen deutlich, daß sich hinter dem globalen Begriff vom „Alter" ein großer Facettenreichtum verbirgt. Gerade vom seelenheilkundlich tätigen Arzt, sei er Allgemein- oder Facharzt, wird erwartet, daß er in der Lage ist, den vielgestaltigen Problemen, die das Altwerden und Alt-Gewordensein seiner Patienten bestimmen, gerecht zu werden.

Bevölkerungsentwicklung und epidemiologische Daten

Die durchschnittliche Lebenserwartung ist in unseren Breiten während der zurückliegenden 150 Jahre dramatisch gestiegen und liegt heute in der Bundesrepublik Deutschland bekanntlich bei 75 Jahren. Dies hat zusammen mit dem zeitweisen Rückgang der Geburtenziffern dazu geführt, daß der prozentuale Anteil der über 60jährigen bei uns heute gut 20 % beträgt (7,5 % der Männer, 12,5 % der Frauen). Für die USA wird der Anteil der über 65jährigen im Jahr 2025 auf 25 %, d. h. knapp 60 Millionen Menschen, geschätzt (Rosenberg et al. 1992), für die Bundesrepublik wird ein ähnlicher Prozentanteil vorhergesagt (Rether 1989). Die Zahl der über 90jährigen liegt in der BRD derzeit bei 275 000 (4mal so viele Frauen wie Männer; Statistisches Jahrbuch für die Bundesrepublik Deutschland, Ausgabe 1992) und entspricht damit der Einwohnerzahl einer Stadt wie Bonn oder Aachen. Um die Jahrtausendwende werden allein in den westlichen Bundesländern mehr als 12 000 Menschen 100 Jahre und älter sein.

Vor diesem Hintergrund ist die Häufigkeit psychischer Störungen bei alten Menschen zu betrachten. Betroffen sind ca. 20–25 % der über 65jährigen (Lauter 1974; Häfner 1984). Nach weitgehenden übereinstimmenden Befunden leiden zu einem bestimmten Untersuchungszeitpunkt („Punktprävalenz") 15–17 % der Älteren und Alten an einer depressiven Verstimmung (Angst 1987a; NIH Consensus Development Panel on Depression in Late Life 1992). Häufig bildet eine körperliche Krankheit das organische Substrat für das depressive Syndrom eines älteren Menschen (Häfner 1984). An primären (zyklothymen, „major") Depressionen sind nur zwischen 0,5 und ca. 6 % der älteren Bevölkerung erkrankt (Schmauss u. Meller 1988). Der nachhaltige klinische Eindruck, daß Frauen von depressiven Störungen erheblich häufiger betroffen sind als Männer, scheint wissenschaftlich umstritten (Angst 1987a, S. 56 f.).

Psychische Störungen liegen bei älteren Krankenhauspatienten und Pflegeheimbewohnern in einer Größenordnung um 40 % (Cooper u. Sosna 1983). Der Anteil Depressiver unter den Bewohnern von

Pflegeheimen ist nach US-amerikanischen Studien auf 15 % bis 25 %
zu veranschlagen. Bei 13 % der neuaufgenommenen Heimbewohner
werden innerhalb eines Jahres Symptome einer endomorphen Depression registriert, etwa 18 % entwickeln allgemeine Symptome einer
depressiven Verstimmung (NIH Consensus Development Panel on
Depression in Late Life 1992).

Statistische Angaben zu diesem Problemkreis entstammen häufig,
so auch hier, unterschiedlichen Quellen und unterliegen mehr oder
weniger großen Variationsbreiten. Immerhin vermitteln die genannten
Zahlen einen Eindruck von der Größenordnung des Problems und
lassen erahnen, daß die „Psychiatrie des höheren Lebensalters" sicher
ebensosehr eine Psychiatrie der Depression ist wie eine solche der
Demenz, mit der sie gern pauschal gleichgesetzt wird. Allerdings sind
die beiden Störungsbilder im Einzelfall manchmal schwer zu differenzieren.

Begriffsbestimmungen im Zusammenhang mit der Depression des höheren Lebensalters

Spätestens seit Kraepelin wird mit wechselnder Intensität die Frage
erörtert, ob Depressionen, die sich erstmals im fortgeschrittenen Lebensalter manifestieren, eine eigene Krankheitsentität darstellten, auf
die das triadische System der psychiatrischen Nosologie nicht oder nur
eingeschränkt anwendbar sei (Rudolf 1985; Hole u. Wolfersdorf
1986a). Einige Begriffe, welche diese Diskussion durchziehen, werden
in den gängigen deutschsprachigen Nachschlagewerken der Psychiatrie
bzw. in verschiedenen Monographien wie folgt definiert:

1. Involutionsdepression

„Der Terminus Involutionsdepression zielt . . . auf die Vorstellung von
einer Kombination zyklothym-depressiver Elemente mit solchen der
Involution als eines komplizierenden, zumindest aber syndromfärben-
den Faktors . . . Involution wird verstanden als Sammelbezeichnung
für altersspezifische, als hirnorganisch determiniert erkennbare seeli-
sche Störungen . . . Es handelt sich dann entweder um eine Altersdepression oder um eine Gleichzeitigkeit von spätzyklothymer und
Altersdepression" (Glatzel 1973).

„Unter Involutionsdepression bzw. Spätdepression versteht man . . .
solche endogenen depressiven Zustandsbilder, die ohne frühere depressive Episoden erstmals im Involutionsalter (bei der Frau gerechnet ab

Ende des Klimakteriums, bei den Männern ca. ab dem 50. Lebensjahr, reichend bis etwa zum Beginn des Seniums, also etwa 65.
Lebensjahr) als erste Phase einer monopolaren, monophasisch oder
periodisch verlaufenden endogenen Depression auftreten, und die
durch bestimmte typologische und altersbedingte pathoplastische
Besonderheiten gekennzeichnet sind ... Häufig findet sich freilich die
Verwendung des Involutionsbegriffes rein als zeitliche Einordnung,
wobei das depressive Zustandsbild den jeweiligen nosologischen
Gruppen zugeordnet wird (z. B. psychoreaktive Depression im Involutionsalter, neurotische Depression im Involutionsalter, erste Phase
einer endogenen Depression im Involutionsalter u. a.). Dies kann der
klinisch oft schweren Zusammenhangsbestimmung eher entgegenkom-
men. Auch in der Literatur besteht Übereinstimmung, daß gerade bei
der Involutionsdepression verschiedene ätiopathogenetische Elemente
i. S. der multifaktoriellen Bedingtheit zusammentreffen und die Invo-
lutions- bzw. Spätdepression am ehesten als mehrschichtige depressive
Manifestation mit psychoreaktiven, endogenen und/oder somatogenen
Anteilen zu begreifen ist. Der ursprünglich nosologische Begriff der
Involutionsdepression beinhaltet unter dieser Perspektive seiner Verwendung nur noch eine zeitliche Einordnung" (Hole u. Wolfersdorf
1986, S. 180).

„Einige charakteristische Formen der Depression bei älteren Menschen ... wurden früher als besondere diagnostische Einheit aufgefaßt
und als „Involutionsmelancholie" bezeichnet. Nach den Arbeiten von
Stenstedt (1959), welcher zeigen konnte, daß diese Bilder von anderen
Depressionen klinisch ununterscheidbar sind, wurde die Involutionsmelancholie aus der internationalen Klassifikation der Krankheiten
(ICD 9) (WHO 1978) und dem Diagnostic and Statistical Manual
(DSM III) (American Psychiatric Association 1980) entfernt" (Murphy 1989, S. 228).

„Involutionsdepression, synonym für Involutionsmelancholie: erstmalig im Involutionsalter auftretende monopolare endogene Depression. Außer den typischen Symptomen der endogenen Depression
werden besonders hervorgehoben: Wahnbildungen, insbesondere
Versündigungswahn, Verfolgungswahn, nihilistischer Wahn; ferner
auch eigentümliche hypochondrische Vorstellung, Erregung, Agitiertheit, Gefühl des Unwirklichen gegenüber der Realität. Die Phasendauer ist nach J. Angst (1966) mit durchschnittlich 14,1 Monaten
länger als bei anderen Depressionen, die Selbsttötungsgefahr größer.
Die Krankheit geht weder auf Hormonstörungen noch auf Körperver-
änderungen des Alters zurück" (Peters 1990, s. dort auch Definition
der „Involutionspsychose").

„Im Unterschied zu den weniger häufigen endoformen Verstimmungen im Kindesalter ... sind Spätdepressionen (Involutionsmelancholien), die heute zu den endogenen Depressionen gezählt werden, besonders häufig" (Kraus 1992).

„Ebenso ist der Terminus ‚Involutions-Depression' wegen der Unschärfe des Involutionsbegriffs nicht empfehlenswert" (Oesterreich 1992).

2. Depressive Rückbildungspsychose (Weitbrecht)

„Ich habe mich schon immer dafür eingesetzt ..., diejenigen Psychosen des vorgeschrittenen Lebensalters, die weder zu den klimakterischen noch zu den einwandfrei durch Zerebralsklerose, Senium oder eine Hirnabbaukrankheit nach Art des Alzheimer oder Pick verursachten exogenen Psychosen gehören und die keine zufällig gerade in diesen Jahren auftretende Zyklothymien sind, ganz schlicht und keine nosologische Vorentscheidung vorwegnehmend als Rückbildungspsychosen zu bezeichnen. Durch die Zusätze: depressiv oder paranoid kann man die vorherrschende psychopathologische Typologie andeuten ..." (Weitbrecht 1959).

3. Klimakterische Depression

„Erstmalig im Klimakterium auftretende Depression, als deren Ursache eine endokrine Störung angenommen wird. Der Begriff ist umstritten" (Peters 1990).

„Nach dem heutigen Stand der Dinge kann ... mit dem Begriff klimakterische Depression weder eine nosologische noch eine syndromale Einheit abgegrenzt werden. In der psychiatrischen Literatur und Klinik ist die Bedeutung dieses Begriffes auch weitgehend geschwunden, und er betont mit M. Bleuler (1966) nur einen *zeitlichen* Zusammenhang im Sinne von „Depression im Klimakterium". So empfiehlt es sich, alle in diesen Zeitraum fallenden depressiven Manifestationen entsprechend der jeweils naheliegenden nosologischen Bezeichnung zu benennen, z. B. als „reaktive Depression im Klimakterium", „endogene depressive Phase im Klimakterium" oder auch, als „mehrschichtige Depression im Klimakterium", wenn neben psychoreaktiven auch endogene oder somatogen-hormonelle pathogenetische Momente einbezogen werden sollen. Welcher Anteil schließlich den eigentlichen hormonellen klimakterischen Vorgängen im engeren Sinne beim Auftreten depressiver Zustandsbilder, insbesondere bei der Erstmanifestation in diesem Zeitraum, zukommt, muß offenblei-

ben. Die allgemeine Tendenz, sie in der Regel nur als mitverur-
sachend, begünstigend oder auslösend zu veranschlagen, bzw.
neben ihnen also auch die erlebnisreaktiven mit einzubeziehen oder aber, als
neutralste Position, das Klimakterium nur als Zeitraum zu definieren,
in welchen diese Depression fällt, ist jedoch deutlich. Bemerkenswer-
terweise bestätigt sie die schon von den älteren Autoren vorgebrach-
ten Vermutungen" (Hole u. Wolfersdorf 1986b, S. 182).

4. Spätdepression

„Depressive endogene Erkrankungen in der zweiten Lebenshälfte
(Erstmanifestation über dem 40. Altersjahr), welche den Früherkran-
kungen unter 40 Jahren gegenübergestellt werden" (Angst u. Frey
1977).
„Synonym für Involutionsmelancholie. Die Bezeichnung wurde in
Analogie zur Spätschizophrenie geprägt. Es soll hauptsächlich zum
Ausdruck gebracht werden, daß es sich um eine relativ spät im Le-
bensalter beginnende endogene Depression ... handelt, bei welcher
der Kranke frei ist von organisch-psychischen Erscheinungen" (Peters
1990).
„Erstmals im hohen und höchsten Lebensalter auftretende affektive
Syndrome werden als „Spätdepression" bezeichnet (Oesterreich
1992).
Glatzel (1973) definiert seinen Begriff der „spätzyklothymen
Depression" als „endogene Depression der Zyklothymiegruppe des
mittleren und höheren Lebensalters".

5. Altersdepression

„Man wird also für die Annahme einer organisch bedingten Depression den klaren Nachweis der Symptome eines akuten exogenen
Reaktionstypus oder einer chronischen körperlich begründbaren
Psychose zu fordern haben. Nur wenn diese Voraussetzungen gegeben
sind, sollte man von einer Altersdepression sprechen, um diesen
Begriff klar für die so charakterisierten Bilder zu reservieren" (Glatzel
1973).
„Es gibt indessen bislang kein befriedigendes Klassifikationsschema
für depressive Störungen aller Altersstufen. Dieses Fehlen einer ad-
äquaten nosologischen Konzeption führt im Bereich der Altersdepressionen eher zu stärkerer Verwirrung. Wir wissen nicht, ob Depressionen, welche erstmals bei 70- oder 80jährigen auftreten, vergleichbar
oder völlig zu trennen sind von solchen Erkrankungen, die im jüngeren oder mittleren Alter auftreten" (Murphy 1989, S. 227).

„Altersdepression = senile Depression: erst im Greisenalter auftretende Depression. Der Begriff ist weitgehend synonym mit dem der
involutiven Depression. Ein besonderes Hervortreten von groteskem
depressiven Wahn und nihilistischen Ideen wird hervorgehoben"
(Peters 1990).

„Depressive Stimmungsveränderungen gibt es bei vielen körperlichen Erkrankungen ... Durch Hirnveränderungen wie traumatische
Hirnschädigung, Enzephalitis, Meningitis, Epilepsie, Hirntumoren
und Hirnabbausyndrome hervorgerufene Depressionen nennt man
organische Depressionen. Als besondere Gruppe hiervon werden bei
zerebral-organischen Altersprozessen auftretende, nicht endogen
depressive, oft auch dysphorische, manchmal schnell wechselnde Verstimmungszustände als Altersdepressionen abgegrenzt" (Kraus 1992).

Neben weitgehenden Übereinstimmungen zeigen sich somit auch
manche Unterschiede in der Begriffsabgrenzung. Daneben werden
auch Zweifel an der Zulässigkeit mancher Termini wegen mangelhaf-
ter Begriffsschärfe deutlich. Offenkundig gibt es Überlappungsberei-
che. – Die neuesten psychiatrischen Klassifikationen (DSM III-R und
ICD-10) kennen keine Entität depressiver Störungen im höheren Lebensalter. Auch für die affektiven Syndrome des höheren Lebensalters ist, soweit man am triadischen System der Psychiatrie festhalten
will, die Unterteilung in körperlich begründbare, endogene (melancholische) und psychogene – d. h. reaktive oder neurotische – Depressionen prinzipiell gültig.

Besonderheiten der Depression im höheren Lebensalter

Allerdings bereitet die klare Abgrenzung innerhalb des triadischen
Systems bei Altersdepressionen häufig wesentlich größere Schwierigkeiten als bei depressiven Zustandsbildern in früheren Lebens-
abschnitten (Rudolf 1985). Erschwerend wirkt sich hier die „Altersfärbung" des depressiven Bildes aus (Zeh 1957). Charakterisiert
wurde auch ein organischer und ein psychodynamisch-lebensgeschicht-
licher „Altersfaktor", der das depressive Syndrom durchwirke und
den es bei der Diagnostik zu berücksichtigen gelte (Rudolf 1982).
Die Depression des höheren Lebensalters zeichnet sich durch
Besonderheiten aus, die ihre Identifikation erschweren. Diese Besonderheiten betreffen besonders das Querschnittsbild des depressiven
Syndroms, aber auch den Verlauf des Störungsgeschehens (Tabelle 1).
Einige dieser Symptome und Verlaufskriterien sind dabei innerhalb

Tabelle 1. Das depressive Syndrom im Alter: Klinisch-psychopathologische Prävalenzsyndrome

---

- Prägnanzminderung der melancholischen Vitalsymptome
- Somatisierung („larvierte Depression")
- Agitiertes (evtl. hypochondrisches) oder asthenisch-abulisches Bild
- Wahnhafte Symptomatik
- „Pseudodemenz"
- Verhaltensstörungen
- Suizidtendenz
- Neigung zu Substanzmißbrauch und Sucht

---

der vergangenen 60 Jahre offenbar stärker in den Vordergrund gerückt, wobei zeitgeschichtliche Einflüsse eine wesentliche Rolle gespielt haben dürften (Bron u. Wetter-Parasie 1989).

Verlauf

Depressive Symptombilder im höheren Lebensalter zeigen eine deutliche Tendenz zur Chronifizierung, unabhängig von der nosologischen Zuordnung. Handelt es sich um ein zyklothymes Geschehen, so sind die einzelnen Phasen oft wesentlich schlechter abgrenzbar: manchmal scheint eine Phase ohne symptomfreies Intervall in die nächste überzugehen. Phasenüberdauernde Befindlichkeitsstörungen und Residualsyndrome bei Zyklothymien zumal des mittleren und fortgeschrittenen Lebensalters sind in der Klinik durchaus geläufig (Glatzel u. Lungershausen 1970), und so erscheint der zyklothyme Krankheitsverlauf älterer Patienten oft ausgesprochen „zähflüssig". Hieraus resultiert der Eindruck einer längeren Phasendauer bei älteren Erkrankten, worüber die Auffassungen in der wissenschaftlichen Literatur allerdings auseinandergehen (Hole u. Wolfersdorf 1986a, S. 179; Angst 1987b, S. 120). Als gesichert gilt, daß ein spätes Erkrankungsalter mit kürzeren Abständen von Erkrankung zu Erkrankung korreliert (Angst 1987b, S. 120f.). Ein Viertel dieser Verläufe mündet letztlich in ein organisches Psychosyndrom (Angst u. Frey 1977). Nach neuesten Untersuchungen wird die Prognose psychischer – einschließlich depressiver – Störungen älterer und alter Menschen allerdings sehr divergent beurteilt, wofür auch Unterschiede im jeweiligen Studiendesign verantwortlich sein dürften (Meats et al. 1991; Bickel et al. 1993).

Querschnittsbild

Die Depression des alten Menschen ist oft gekennzeichnet durch einen *Verlust an Prägnanz*. So sind etwa die endogenen „Vitalsymptome" (charakteristische Schlafstörungen mit Früherwachen, Morgentief, Tagesschwankungen u. a.) abgeflacht bis zur Unkenntlichkeit und treten hinter körperbezogene Klagen zurück.

Die „*Somatisierung*" der Depression drückt sich vornehmlich aus in Angaben über Schmerzen in verschiedenen, oft wechselnden Körperregionen, und über den gewähnten Verlust, die Gefährdung oder die starke Beeinträchtigung bislang selbstverständlicher vegetativer Körperfunktionen, insbesondere Nichtschlafenkönnen, Entleerungsfunktionen (Stuhlgang, evtl. auch Harnlassen), Verdauung und Herztätigkeit. Oft zeigt sich ein ausgesprochen *hypochondrisches* Bild. Die Angst vor Krebs oder anderen schweren oder unheilbaren Krankheiten spiegelt sich entweder in erheblicher psychomotorischer Agitiertheit oder verbirgt sich hinter einem asthenisch-abulischen Erschöpfungszustand, der in einem depressiven Stupor gipfeln kann.

Die Krankheitsfurcht kann sich zur *wahnhaften* Gewißheit über einen okkulten Krankheitsprozeß verdichten. Auch andere Themen spielen im Wahngeschehen des depressiven alten Menschen eine dominierende Rolle: oft geht es dabei um das bedrohliche Eindringen eines anderen in den eigenen Lebenskreis („seniler" Beeinträchtigungs- und Bestehlungswahn, Eifersuchtswahn). Auch das „Kontaktmangelparanoid" (Janzarik 1973), obwohl spätschizophrenen Verläufen zugeordnet, ließe sich hier erwähnen. Auch das eigene Versagen in moralisch-religiöser (Verdammnis), finanzieller (Schulden) und sozialer (Angehörige müßten wegen des Betroffenen zugrundegehen) Hinsicht gewinnt Bedeutung als Wahnthema. Selbst die nackte Existenz kann auf dem Spiele stehen (die Gewißheit, sich nichts mehr zu essen kaufen zu können und verhungern zu müssen, trotz vorhandener Lebensmittelvorräte).

Aus der Vielfalt der depressiven Symptomatik heraus können unterschiedliche *Verhaltensstörungen* resultieren, die auch der Umwelt auffallen.

– Das Gefühl, allen nur lästig zu sein, führt zu sozialem Rückzug, was die Einsamkeit im Sinne eines circulus vitiosus verstärkt.

– Anhaltendes Gedankenkreisen um die Sinnlosigkeit der eigenen Existenz äußert sich ebenso wie depressive Gedankenblockaden in Unkonzentriertheit und Vergeßlichkeit, wenngleich diese niemals das Ausmaß einer fortgeschrittenen organischen Demenz erreichen.

- Das gleiche gilt für die Vernachlässigung der äußeren Erscheinung: ein Beispiel ist die depressive ältere Frau, die es versäumt, ihre Haare nachtönen zu lassen, wodurch das nachwachsende naturgraue neben dem gefärbten Haar erkennbar wird („Blickdiagnose" der Depression).
- Vermehrter Konsum von Alkohol bzw. von Beruhigungs- und Schlafmitteln kann Ausdruck einer depressiven Störung des alten Menschen sein. Die Dunkelziffer, auch etwa für die Bewohner von Altenheimen, dürfte recht hoch sein (Feuerlein 1984, S. 91 f.). Verhaltensänderungen und häufigere Traumen erhärten den Verdacht.
- Aggressives und „bockiges" Verhalten (Nicht-Essen-Wollen, Verweigerung der Medikamenteneinnahme) sollten allerdings auch an ein sich anbahnendes dementielles Syndrom denken lassen.

Die Unterscheidung einer *Depression* von einer *Demenz* kann schwierig sein, zumal im Frühstadium der dementiellen Erkrankung, das häufig ängstlich-depressive Akzente trägt. Dennoch gibt es eine Reihe von Kriterien, die wiederum die Anamnese, den bisherigen Krankheitsverlauf und Besonderheiten der Querschnittsymptomatik (Affektivität, „Organizität", Art der nächtlichen Schlafstörungen, Charakteristik und affektive Färbung von Wahngedanken), daneben auch die Wirksamkeit therapeutischer Maßnahmen betreffen. Detailliert wurden solche Kriterien von Faust (1989, 1992) zusammengestellt (Tabelle 2).

Risiken der Fehldiagnose

Aus verschiedenen Gründen kann ein depressives Störungsbild übersehen bzw. falsch zugeordnet werden:
1. Das vorgerückte Lebensalter selbst wird für die Symptomatik verantwortlich gemacht (Fehl-„Diagnose": „Altersbedingte Vergeßlichkeit und Gedächtniseinbuße").
2. Die depressive Symptomatik verbirgt sich hinter den somatischen „Beschwerden".
3. Eine hirnorganische Komponente der Pathogenese wird angenommen oder überbewertet (Fehldiagnose: „hirnorganisches Psychosyndrom", „beginnende Demenz").
4. Eine zyklothyme Erkrankung wird infolge der „matten" Ausprägung der Vitalsymptomatik übersehen.
5. Die Lebenssituation wird für die Pathogenese angeschuldigt (Fehldiagnose: „Reaktive Depression im Alter bei Vereinsamung" u. a.).

Tabelle 2. Depressive Pseudodemenz und Demenz: differentialdiagnostische Hinweise. (Nach Faust 1989, 1992)

Hinweis auf Depression	Hinweis auf Demenz
Zeitlich definierbar, eher rascher Beginn	Beginn schwer erkennbar, eher langsam
Schnelle Progression	Langsame Progression
Relativ schnelle Arztkonsultation	Relativ späte Arztkonsultation
Psychische Störungen in der Vorgeschichte (etwa depressive und/oder manische Zustände)	Vorausgegangene psychische Störungen eher selten
Sehr betroffen über seinen Zustand	Realisiert seinen Zustand im weiteren Verlauf nicht
Klagt sich selbst an, übertreibt eigene Fehler	Fühlt sich nicht schuld, beschwert sich eher über andere Personen oder mißliche Umstände
Ist unsicher bei anderen	Zeigt keine spürbare Unsicherheit, vertritt Ansprüche wie sonst auch
Mit Ausnahme von Tagesschwankungen weitgehend gleichbleibende affektive (vor allem depressive) Verstimmungszustände	Affektlabil, stimmungsmäßig leicht zu beeinflussen und umzustimmen
Ist sich des Verlustes kognitiver Fähigkeiten schmerzlich bewußt, übertreibt sogar seine „Gedächtnisschwächen" oder reagiert resigniert oder verzweifelt darauf	Ist sich des Verlustes kognitiver Fähigkeiten nicht oder kaum bewußt, nimmt Gedächtnislücken nicht wahr oder konfabuliert; ist sogar bemüht, weitere Aufgaben zu übernehmen
Keine Orientierungsstörungen; findet sich unverändert in seiner Umgebung zurecht	Verirrt sich selbst in vertrauter Umgebung, wirkt desorientiert, spricht jedermann ungezielt um Hilfe an
Angstzustände, teils gezielt, teils unmotiviert, vor allem Versagensängste	Vor allem Versagensängste sind kaum zu finden
Schuldgefühle	Keine Schuldgefühle
Auffällige Leistungsschwankungen bei Aufgaben gleichen Schwierigkeitsgrades	Etwa gleichmäßige Leistungsminderung bei Aufgaben gleichen Schwierigkeitsgrades

Tabelle 2. (Fortsetzung)

Hinweis auf Depression	Hinweis auf Demenz
Zunehmende Rückzugstendenz mit Gefahr sozialer Isolierung	Versucht soziale Kontakte aufrechtzuerhalten
Wahngedanken passen zur (depressiven) Stimmung (etwa Verarmungs- oder Schuldwahn)	Wahngedanken schwer nachzuvollziehen, flach und oberflächlich, teils skurril oder anmaßend wirkend
Nächtliche Verschlechterung des Zustandsbildes mit Ausnahme der Schlafstörung ungewöhnlich	Nächtliche Verschlechterung des Zustandsbildes häufig
Konkrete Klagen über Ein- und Durchschlafstörungen und quälendes Früherwachen; nächtliche Unruhe selten	Allgemeine ausgeprägte nächtliche Unruhe, zum Teil mit Verwirrtheitszuständen und Desorientierung
Depression und kognitive Störungen bessern sich parallel unter der Therapie mit Antidepressiva	Bei Ansprechen auf Antidepressiva und damit Stimmungsaufhellung persistieren die kognitiven Störungen

Epidemiologische Studien haben zwar den „Risikofaktor Alter" für eine Depression nicht bestätigen können (Angst 1987a, S. 58). Dennoch ist es für den behandelnden Arzt empfehlenswert, jeden älteren Patienten, der sich in der Sprechstunde vorstellt, auch „sub specie depressionis" zu betrachten, also die Möglichkeit einer affektiven Grundstörung in das differentialdiagnostische Kalkül einzubeziehen. Ratsam erscheint dies speziell mit Blick auf die Suizidgefährdung älterer und alter Menschen, besonders der Männer, bei denen die Suizidrate bis in das hohe Greisenalter hinein stetig ansteigt (Schmidtke u. Weinacker 1991). Das „daran Denken" kann hier für die therapeutische Weichenstellung entscheidend sein. Besondere diagnostische Sorgfalt ist angezeigt, wenn

1. *psychische Auffälligkeiten,* welcher Art auch immer, zu beobachten sind,
2. hartnäckig über *körperliche Beschwerden „ohne somatisches Korrelat"* oder
3. über tatsächlich bestehende oder „nur" subjektiv empfundene *Einsamkeit* geklagt wird,
4. eine tiefgreifende *Veränderung der Lebensumstände* eingetreten ist oder bevorsteht (Zurruhesetzung, Verlust sozialer Bindungen, insbesondere Tod des Lebenspartners, Umzug, Heimaufnahme u. a.), wodurch im höheren Alter aufgrund der geringeren Anpassungsfähigkeit und Kompensationsmöglichkeiten eher als in jüngeren Jahren eine Depression in Gang gesetzt werden kann („Pensionierungsschock", „Umzugsdepression"),
5. aus der *Anamnese* depressive Phasen oder Suizidhandlungen bekannt sind oder erfragt werden können.

Die diagnostische Zuordnung des depressiven Syndroms kann, wie schon ausgeführt, beim alten Menschen wegen der Multikausalität der Depression und ihrer atypischen Erscheinungsweisen große Probleme bereiten, ja sich letzten Endes gänzlich versagen. Mit Hilfe relevanter Schlüsselfragen, etwa nach den bekannten „Vitalsymptomen", nach Freud- und Initiativelosigkeit (z. B. Rudolf 1990, S. 46) läßt sich aber in der Regel doch klären, welcher Stellenwert etwa einer antidepressiven Medikation im Gesamtplan des therapeutischen Vorgehens zukommt. Die Gabe eines geeigneten Antidepressivums ist allerdings bei Depressionen des höheren Lebensalters stets zumindest erwägenswert.

Neben der psychopathologischen ist die somatische Diagnostik zur Abklärung einer Altersdepression unabdingbar, zumal im Hinblick auf die häufige Multimorbidität und auch auf die hieraus resultierende

Tabelle 3. Potentiell hirnbeteiligende Allgemeinerkrankungen als Ursachen für depressive Syndrome, speziell im Alter. (Nach Baldwin 1991)

Hypothyreose
„Apathische" Hyperthyreose
Cushing-Erkrankung
Anämie (Eisenmangel, perniziöse Anämie)
Hyperkalzämie
Mangelzustände durch Fehlernährung (Mineralstoffe, Eiweiß, Flüssigkeit)
Okkultes Karzinom (z. B. Bronchial-, Pankreaskarzinom;
Depression als „paraneoplastisch"-chronisch verlaufende Infektionskrankheit)
Unerwünschte Medikamentenwirkungen, Kombinationseffekte
Alkohol- und Medikamentenmißbrauch

---

polypragmatische Pharmakotherapie beim alten Menschen. Zu nennen sind vor allem hirneigene [Parkinson-Syndrom (Reckel 1985), multiple Sklerose, postapoplektischer Zustand u. a.], aber auch potentiell hirnbeteiligte Erkrankungen, die in das Fachgebiet des Internisten fallen und ebenfalls mit einem depressiven Syndrom einhergehen können (Tabelle 3). Eine Reihe von Medikamenten können die Entstehung eines depressiven Syndroms begünstigen (Tabelle 4). Über das jeweilige Risiko ist allerdings nur wenig Gesichertes bekannt, zweifellos spielen hier die Dosierung und die Dauer der Behandlung neben der individuellen Disposition eine wichtige Rolle.

Therapie

Die Therapie der Altersdepression ruht wie die der Depression allgemein auf drei Hauptsäulen:
1. Somatotherapie
2. Psychotherapie
3. Soziotherapie
Hinzu kommen, allerdings vorwiegend im klinisch-stationären Bereich, Maßnahmen zur Ergotherapie, evtl. auch der Physiotherapie.

1. Somatotherapie: Hierzu zählen die medikamentöse Therapie, die Wachtherapie (Schlafentzug), die Phototherapie bei saisonalen Depressionen, bei therapierefraktären Depressionen auch die Elektrokrampfbehandlung (EKT, Durchflutungs-, neuroelektrische Therapie). Alle diese Therapieformen sind auch im Alter einsetz-

Tabelle 4. Medikamente, die die Entstehung einer pharmakogenen Depression
begünstigen können. (Nach Hoffmann u. Faust 1983)

Neuro-Psychopharmaka:	Tranquilizer und Hypnotika, z. B. Benzodiazepinderivate, Bromharnstoffe, Barbiturate Neuroleptika Antiparkinsonika, z. B. L-DOPA, Bromocriptin Pentazocin Antikonvulsiva Pirazetam Dantrolen-Natrium
Andere Substanzen:	Thiazide, z. B. Hydrochlorothiazid Antihypertensiva, z. B. Reserpin, Guanethidin, Dihydralazin Herzglykoside Procainamid Tetrazykline

bar. Auch die EKT sollte, soweit keine internistisch-anästhesiologischen Kontraindikationen bestehen, dem älteren depressiven Patienten nicht vorenthalten werden (Zorumski et al. 1988, Benbow
1989), zumal im Hinblick auf ihre rasche phasenverkürzende Wirksamkeit (Angst 1987b, S. 120).

Im Vordergrund steht die medikamentöse Therapie. Der Organismus des alten Menschen unterliegt dabei Veränderungen, die sich
auf die Pharmakokinetik (Aufnahme, Transport, Verstoffwechselung und Ausscheidung) und die Pharmakodynamik (Interaktion
mit funktionellen Strukturen im Organismus, speziell mit Rezeptoren) von Medikamenten, auch Psychotropika, auswirken. Besonders zu erwähnen sind hier die relative Zunahme des Körperfettanteils gegenüber der Muskelmasse (mit verstärkter Speicherung
lipophiler Verbindungen) sowie die Abnahme der Durchblutung
von Leber und Niere (mit Auswirkungen auf die Verstoffwechselung und Exkretion von Medikamenten; Rether 1989, Estler 1991,
Zeeh u. Platt 1992).

Bei der Anwendung von Psychopharmaka in der Geriatrie sind folgende Punkte zu beachten (Ott u. Demling 1989):
- Strenge Indikationsstellung, Verordnung möglichst weniger Präparate;
- Verordnung von Monopräparaten;
- geeignete Darreichungsformen wählen (zum Beispiel Retard-Präparate, die nur einmal täglich eingenommen werden müssen);
- einschleichende Dosierung;
- ausreichende Dauer der Behandlung bei geringeren Höchstdosen. Für die Verordnungspraxis kann gelten, daß bei über 60- bis 65jährigen im allgemeinen Dosen gewählt werden müssen, die um ein Drittel bis zur Hälfte niedriger liegen als üblich. Andererseits ist Unterdosierung zu vermeiden. Empfehlenswert ist „nebenwirkungsgeleitetes" Vorgehen und ggf. – bei Gabe trizyklischer Substanzen – die Bestimmung von Plasmaspiegeln.
- Beachtung möglicher Wechselwirkungen mit anderen Medikamenten;
- zur Beendigung der Therapie langsames Ausschleichen.

Die Hälfte der älteren Menschen ist von Schlafstörungen betroffen (Kaiser 1988). Allerdings sollte gerade beim alten Patienten zunächst die Suche nach nichtpharmakologischen Behandlungsansätzen Vorrang haben, also das aufklärende Gespräch etwa über den Schlafbedarf des alten Menschen, Maßnahmen zur „Schlafhygiene" sowie gezielte Entspannungsverfahren (Reynolds et al. 1985, Stoppe et al. 1992).

Am häufigsten werden für die medikamentöse Depressionsbehandlung trizyklische Antidepressiva, etwa Amitriptylin, Doxepin oder Trimipramin eingesetzt. Diese sind zwar unübertroffen gut wirksam, zeigen aber andererseits eine Reihe unerwünschter Effekte auf das Herz-Kreislauf- und das Zentralnervensystem, die es besonders beim alten Patienten zu beachten gilt (Tornatore et al. 1991).

Ziel der (psycho-)pharmakologischen Forschung ist es, Substanzen mit günstigerem Profil unerwünschter Wirkungen (einschließlich der toxischen Eigenschaften) bei gleichzeitig gegenüber den eingeführten Pharmaka zumindest äquivalenten Wirkeigenschaften zu entwickeln. Unter den Antidepressiva sind die spezifischen Serotonin-Wiederaufnahmehemmer (specific serotonin reuptake inhibitors, SSRI: Fluvoxamin, Fluoxetin, Paroxetin und die reversiblen Hemmstoffe der Monoaminoxidase A (R.I.M.A, z.B. Moclobemid) die bislang neuesten auf dem deutschen Arzneimittelmarkt zugelassenen Entwicklungen. Sie haben aufgrund ihrer günstigen Nebenwirkungsprofile und geringen Toxizität in der Behandlung der Altersdepressionen einen ihrer Anwendungsschwerpunkte (Demling u. Flügel 1992). Für alle diese Substanzen sind auch pharmakokinetische und klinische Studien an alten Menschen durchgeführt worden. Die Ergebnisse legen nahe, die obengenannten Kautelen auch bei diesen Substanzen zu beachten. Neben den synthetischen Psychopharmaka stehen auch psychotrop wirksame Präparate pflanzlichen Ursprungs zur Verfügung. Speziell in der ambulanten Gerontopsychiatrie läßt sich bei leichteren Depressionen das Wirkpotential von Hypericin (Johanniskraut) bzw. (als Anxiolytikum) von Kavainzubereitungen nutzen. Zur medikamentösen Behandlung wahnhafter und ängstlich-agitierter Zustandsbilder können daneben auch höherpotente Neuroleptika bzw. Tranquilizer eingesetzt werden, unter Beachtung der jeweiligen unerwünschten Wirkungen (Tornatore et al. 1991).

2. Die Psychotherapie des höheren Lebensalters ist „immer noch ein Stiefkind in der Praxis der Psychotherapeuten" (Joraschky 1986). Dennoch gibt es hier vielfältige Ansätze, die insbesondere in der ambulanten und der teilstationären Betreuung depressiver Alterspatienten und im Rahmen rehabilitativer Maßnahmen zum Tragen kommen. Die Schwerpunkte liegen hierbei weniger in einer analytisch-aufdeckenden Vorgehensweise (dies nur in Ausnahmefällen bei spezieller Indikation) als vielmehr in aktivierenden, verhaltenstherapeutisch-übenden, vorwiegend kognitiven oder körperbezogenen Behandlungsmethoden, oft in Gestalt von Gruppentherapien. Verfahren zur Schulung der mentalen Anpassungsfähigkeit und Beweglichkeit werden zwar primär in der Therapie und zur Prophylaxe dementieller Prozesse eingesetzt, kommen aber zweifellos auch dem depressiven, an seiner geistigen Leistungsfähigkeit zweifelnden älteren Patienten sehr zugute, sofern die Programme ansprechend gestaltet und die Anforderungen individuell dosiert werden (z. B. Lesestunden mit anschließender Diskussion über aktuelle Themen; „Gehirnjogging", Lehrl u. Fischer 1992). Einen daseinsbezogenen, auf die lebensgeschichtlichen Zeitabschnitte eingehenden Therapieansatz haben Fuchs et al. (1991) vorgestellt.

3. Therapeutische Einrichtungen im Rahmen eines integrativen Versorgungskonzeptes alter Menschen mit psychischen Störungen umfassen verschiedene Institutionen und Anlaufstellen: hier müssen ambulante gerontopsychiatrische Versorgungsstätten (z. B. Tagesklinik) mit den regionalen Allgemeinkrankenhäusern, Institutionen der „offenen" Altenhilfe (Gemeindekrankenpflege,

Sozialfürsorge), dem überregionalen psychiatrischen Großkran-
kenhaus und – nicht zuletzt – dem niedergelassenen Allgemein-
und Facharzt Hand in Hand arbeiten (Gössling et al. 1989,
S. 366 ff.).

Schlußgedanken

Der Hausarzt, also der praktische und der Allgemeinarzt sowie der
Internist, steht an vorderster Front in der Prävention, der frühzeiti-
gen Erkennung und der einleitenden Behandlung der Depression
des älteren Menschen, und er übernimmt in aller Regel auch dessen
Langzeitbetreuung. Damit sind sein fachliches Wissen und Können
und sein Handeln entscheidend für das weitere Schicksal des älteren
Patienten. Eine besonders wichtige und verdienstvolle Aufgabe
erfüllen diejenigen praktischen Ärzte, Allgemeinärzte und Internisten, die für die medizinische Betreuung der Bewohner von Alten-
und Pflegeheimen Verantwortung tragen. Aber auch das in solchen
Einrichtungen tätige Pflegepersonal, das – ähnlich wie in der Klinik –
den engsten Kontakt zu den Anbefohlenen hat, bedarf der Schulung und Weiterbildung auf diesem Sektor, um hinsehen, hinhören
und richtig deuten zu können, was der ältere Mensch dem Kundi-
gen und Einfühlsamen in Wort, Mimik und Verhalten zu erkennen
gibt.

Leider ist es einem guten Teil der Menschen genetisch oder durch
anderes Schicksal vorherbestimmt, im vorgerückten Lebensalter
„seine" Depression – im engsten Sinne des Wortes – zu erleiden. Wem
dieses Schicksal zugedacht ist, dafür gibt es derzeit keine sicheren
Vorhersagekriterien. Das mag gut sein, wenngleich es aufgrund der zu
erwartenden Fortschritte in der Gendiagnostik wohl nicht so bleiben
wird. Wir müssen hoffen, daß dieser „Blick in die eigene Zukunft",
sollte er denn einmal möglich sein, dann Sache jedes einzelnen und
effektiven gesetzlichen Schutz gegen das Informationsbedürfnis
Außenstehender genießt.

Innerhalb der von der Natur gezogenen Grenzen kann der einzelne
aber sehr viel tun, um sich auf das Alter vorzubereiten (Kirk-Dreistadt u. Lang 1990), was nicht zuletzt die Sorge dafür einschließt, daß
auch eine psychische Störung, sollte sie je auftreten, in ihren Konsequenzen leichter ertragen und rascher überwunden wird. So hat das
„erfolgreiche Altern" in den letzten Jahren zunehmend in die Diskussion Eingang gefunden (Lungershausen 1985, Lehr 1989). Die „richtige" Lebensführung in Bezug auf das Alter (Lehr 1984) ist fundamen-

tale Lebensaufgabe für den jungen Menschen ebenso wie für den
Mann und die Frau in den sog. „besten Jahren". Physiologisch sinnvolle Ernährung mit wenig Alkohol, Nichtrauchen, regelmäßige körperliche Bewegung, Pflege von Interessen und geistige Regsamkeit,
Maßnahmen gegen „Disstreß", gegen Krebs und (speziell bei Frauen)
gegen Osteoporose sind einige Gesichtspunkte, die hier anzuführen
sind und die an der Schwelle zum „Alter" aus langer, guter Gewohn-
heit fortgeführt werden müssen. Selbstverständlich ist hier auch die
finanzielle Vorsorge zu nennen.

Klinische Institutionen mit speziellen, auf die Lebensbewältigung
im Alter gerichteten Zielsetzungen haben in den vergangenen Jahren
ihre Tätigkeit aufgenommen und können beachtliche Ergebnisse vor-
weisen (Alt 1993; Anonymus 1993; Barfuß 1993); offenkundig beginnen sich die zuständigen Krankenhausträger der angesprochenen Aufgaben bewußt zu werden.

Es gilt, präventiv tätig zu sein, um das Altern mit seinen möglichen
unliebsamen Begleiterscheinungen auch seelischer Art in den Grenzen
des je eigenen biologischen Schicksals menschenwürdig zu gestalten
und die verbleibenden Jahre mit „gelebtem" Leben zu erfüllen.

Literatur

Alt A (1993) Wie Neurentner lernen, ihre Gesundheit durch aktive Lebensweise
zu erhalten. Ärztezeitung 36, 26./27. Febr, 10
Angst J (1987a) Epidemiologie der affektiven Psychosen. In: Kisker KP, Lauter H,
Meyer JE, Müller C, Strömgren E (Hrsg) Affektive Psychosen. Psychiatrie der
Gegenwart 5. Springer, Berlin Heidelberg New York, 51–66
Angst J (1987b) Verlauf der affektiven Psychosen. In: Kisker KP, Lauter H,
Meyer JE, Müller C, Strömgren E (Hrsg) Affektive Psychosen. Psychiatrie der
Gegenwart 5. Springer, Berlin Heidelberg New York, 115–133
Angst J, Frey R (1977) Die Prognose endogener Depressionen jenseits des 40. Le-
bensjahres. Nervenarzt 48:571–574
Anonymus (1993) Initiative zweite Lebenshälfte. Lebensqualität der Menschen soll
verbessert werden. Ärztezeitung 20, 4. Febr, 11
Baldwin B (1991) Common, but easily missed and under-treated. Geriatr Med
8/91:15–20
Barfuß A (1993) Wo altersdepressive Patienten lernen, selbstsicher und stark
aufzutreten. Ärztezeitung 13, 26. Jan, 10
Benbow SM (1989) The role of electroconvulsive therapy in the treatment of
depressive illness in old age. Br J Psychiatry 155:147–152
Bickel H, Cooper B, Wancata J (1993) Psychische Erkrankungen von älteren
Allgemeinkrankenhauspatienten: Häufigkeit und Langzeitprognose. Nervenarzt
64:53–61
Bron B, Wetter-Parasie J (1989) Erscheinungswandel der endogenen Depression
im höheren Lebensalter. Fortschr Neurol Psychiatr 57:228–237

Cooper B, Sosna U (1983) Psychische Erkrankungen in der Altenbevölkerung. Nervenarzt 54:239–249

Demling J, Flügel D (1992) Neuere Antidepressiva: Pharmakodynamik, unerwünschte Wirkungen, Wechselwirkungen und Intoxikationen. Nervenheilkunde 11:126–137

Estler CJ (1991) Psychopharmaka. Besonderheiten der Pharmakokinetik und Pharmakodynamik im Alter und therapeutische Konsequenzen. Z Geriatr 4:376–386

Faust VL (1989) Depressionen. Kurzgefaßte Diagnose und Therapie. Hippokrates, Stuttgart, 63–65

Faust V (1992) Beginnende Demenz oder Depression? Abgrenzung fällt gelegentlich schwer. Ärzte Zeitung 29:14

Feuerlein W (1984) Alkoholismus – Mißbrauch und Abhängigkeit. Entstehung-Folgen-Therapie. 3. Aufl. Thieme, Stuttgart New York

Fuchs T, Kurz A, Lauter H (1991) Die Zeitperspektive in der Behandlung depressiver älterer Patienten. Nervenarzt 62:313–317

Glatzel J (1973) Psychotische Depressionen des mittleren und höheren Lebensalters. Z Gerontol 6:429–440

Glatzel J, Lungershausen E (1970) Phasenüberdauernde Befindlichkeitsstörungen bei cyclothymen Depressionen. Arch Psychiatr Nervenkr 213:388–395

Gössling S, Oesterreich K, Cooper B (1989) Versorgungsaufgaben bei alten Menschen und ihre Institutionen. In: Kisker KP, Lauter H, Meyer JE, Müller C, Strömgren E (Hrsg) Alterspsychiatrie. Psychiatrie der Gegenwart 5. Springer, Berlin Heidelberg New York, 347–374

Häfner H (1984) Psychische Gesundheit im Alter. Epidemiologische und praktische Aspekte. Münch Med Wochenschr 126:752–757

Hoffmann C, Faust V (1983) Psychische Störungen durch Arzneimittel. Thieme, Stuttgart New York

Hole G, Wolfersdorf M (1986a) Involutionsdepression (Spätdepression). In: Müller C (Hrsg) Lexikon der Psychiatrie. Gesammelte Abhandlungen der gebräuchlichsten psychiatrischen Begriffe. 2. Aufl. Springer, Berlin Heidelberg New York, 178–183

Hole G, Wolfersdorf M (1986b) Klimakterische Depression. In: Müller C (Hrsg) Lexikon der Psychiatrie. Gesammelte Abhandlungen der gebräuchlichsten psychiatrischen Begriffe. 2. Aufl. Springer, Berlin Heidelberg New York, 180–183

Janzarik W (1973) Über das Kontaktmangelparanoid des höheren Alters und Syndromcharakter schizophrenen Krankseins. Nervenarzt 44:515–526

Joraschky P (1986) Psychotherapie im höheren Lebensalter. Nervenheilkunde 5:186–189

Kaiser H (1988) Therapie von Schlafstörungen im Alter. medwelt 39:871–874

Kirk-Dreistadt D, Lang E (1990) Vorbereitung auf das Alter: Lebensplanung. In: Helmchen H, Hippius H (Hrsg) Psychiatrie für die Praxis 11. MMV Medizin, München, 109–115

Kraus A (1992) Depression. In: Battegay R, Glatzel J, Pöldinger W, Rauchfleisch U (Hrsg) Handwörterbuch der Psychiatrie. Enke, Stuttgart, 111–114

Lauter H (1974) Epidemiologische Aspekte alterspsychiatrischer Erkrankungen. Nervenarzt 45:277–288

Lehr U (1984) „Erfolgreich altern" setzt ein „richtiges" Leben voraus. Die gesellschaftliche Herausforderung durch die Trends der Bevölkerungsentwicklung. Fortschr Med 102 (33):70–71

114   Joachim Demling

Lehr U (1989) Altern und Alterskrankheiten. Münch Med Wochenschr 131:48–50
Lehrl S, Fischer B (1992) Selber Denken macht fit. Grundlagen und Anleitung zum Gehirn-Jogging, 3. Aufl. Vless, Ebersberg
Lungershausen E (1985) Altwerden und Altern. Nervenheilkunde 4:113–118
Lungershausen E (1989) Depressive Verstimmungen. In: Platt D (Hrsg) Handbuch der Gerontologie, Bd 5. Neurologie, Psychiatrie. Fischer, Stuttgart New York, 274–284
Meats P, Timol M, Jolley D (1991) Prognosis of depression in the elderly. Br J Psychiatry 159:659–663
Möller HJ, Rohde A (Hrsg) (1993) Psychische Krankheit im Alter. Springer, Berlin Heidelberg New York
Murphy E (1989) Depressionen im Alter. In: Kisker KP, Lauter H, Meyer JE, Müller C, Strömgren E (Hrsg) Alterspsychiatrie. Psychiatrie der Gegenwart, Bd 8. Springer, Berlin Heidelberg New York, 225–251
NIH Consensus Development Panel on Depression in Late Life (1992) Diagnosis and treatment of depression in late life. JAMA 268:1018–1024
Oesterreich K (1992) Gerontopsychiatrie (incl. Alzheimer). In: Battegay R, Glatzel J, Pöldinger W, Rauchfleisch U (Hrsg) Handwörterbuch der Psychiatrie. Enke, Stuttgart, 210–215
Ott C, Demling J (1989) Vergiftungen im Alter – psychiatrische Aspekte. Der informierte Arzt/Gazette Médicale 10:1479–1483
Peters UH (1990) Wörterbuch der Psychiatrie und medizinischen Psychologie. 4. Aufl. Urban & Schwarzenberg, München Wien Baltimore
Reckel K (1986) Altersdepression und Parkinson-Syndrom. Eine differentialdiagnostisch-therapeutische Aufgabe. medwelt 37:958–960
Rether H (1989) Psychopharmaka in der Gerontopsychiatrie. Klinikarzt 18:595–600
Reynolds CF, Kupfer DJ, Hoch CC, Sewitch DE (1985) Sleeping pills for the elderly: are they ever justified? J Clin Psychiatry 46:9–12
Rosenberg DR, Wright B, Gershon S (1992) Depression in the elderly. Dementia 3:157–173
Rudolf GAE (1982) Depressive Erkrankungen älterer Menschen. Dtsch Ärzteblatt 79:53–56
Rudolf GAE(1985) Melancholie, Involutionsdepression oder depressives Syndrom im höheren Lebensalter? Anmerkungen zur historischen Entwicklung dieser diagnostischen Begriffe. Mat Med Nordm 37:38–50
Rudolf GAE (1990) Praxisleitfaden Psychiatrie: Der depressive Patient in der ärztlichen Sprechstunde, 2. Aufl. Vieweg, Braunschweig
Schmauss M, Meller J (1988) Depressive und paranoide Syndrome im Alter. In: Hippius H, Lauter H, Greil W (Hrsg) Psychische Störungen im höheren Lebensalter. Psychiatrie für die Praxis 8. MMV Medizin, München, 12–22
Schmidtke A, Weinacker B (1991) Suizidraten, Suizidmethoden und unklare Todesursachen alter Menschen. Z Gerontol 24:3–11
Stoppe G, Staedt J, Knehans A, Rüther E (1992) Schlaf im Alter. Dtsch Med Wochenschr 117:1326–1332
Tornatore FL, Sramek JJ, Okeya BL, Pi EH (1991) Unerwünschte Wirkungen von Psychopharmaka. Dtsch Übersetzung und Bearb. J. Demling. Thieme, Stuttgart New York
Weitbrecht HJ (1959) Depressive Psychosen des mittleren und höheren Lebensalters. Landarzt 35 (6):181–185

Zeeh J, Platt D (1993) Besonderheiten der Pharmakotherapie im Alter. Fortschr Med 111:23–26

Zeh W (1957) Altersfärbung cyclothymer Phasen. Nervenarzt 28:542–545

Zorumski CF, Rubin EH, Burke WJ (1988) Electroconvulsive therapy for the elderly: a review. Hosp Commun Psychiatry 39:643–647

Depression als anthropologisches Problem

ARND BAROCKA

Einleitung

Was bedeutet es, einen psychopathologischen Tatbestand wie die Depression als anthropologisches Problem zu bezeichnen? Mit dieser Frage soll Stellung und Relevanz der anthropologischen Orientierung in der Psychiatrie angesprochen werden. Nach Lungershausen (1992) stellt „eine anthropologische Betrachtung ... Wesen und Sein des ... Menschen in den Mittelpunkt ihrer Überlegungen". Es geht gewissermaßen um das „allgemein Menschliche". Dazu gehört der Rückgriff auf die Philosophie, die ihrerseits ein Spezialgebiet „Anthropologie" kennt. Als einflußreiches und oft zitiertes Werk der philosophischen Anthropologie kann man Arnold Gehlens „Der Mensch – seine Natur und seine Stellung in der Welt" empfehlen. Wertvolles Material vermitteln auch die Künste. So vermag Goyas Selbstbildnis aus den letzten Lebensjahren (Abb. 1) die psychosoziale Situation eines Menschen in seiner Welt besser als jedes Lehrbuch meisterhaft auszudrücken. Sie ist einer Abhandlung über „Anthropologische Aspekte des Alterns und der Demenz" (Lungershausen 1992) entnommen.

Anthropologisches Denken in der Psychiatrie

Als Beispiel für eine direkt psychiatrische Fragestellung, die mit anthropologisch geprägten Überlegungen beantwortet wird, soll eine Arbeit des deutschen Psychiaters Kurt Schneider analysiert werden. Kurt Schneider hatte sich die Frage gestellt, warum Wahn, sofern er in einer endogenen (zyklothymen) Depression auftritt, immer wieder die gleichen Inhalte: Versündigung, Verarmung und Hypochondrie aufweist. In seinem bis heute viel zitierten Aufsatz „Die Aufdeckung des Daseins durch die zyklothyme Depression" (Schneider 1950) behan-

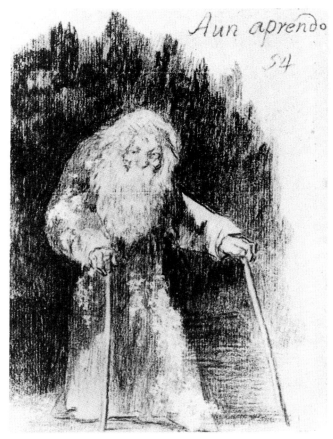

Abb. 1. Goya: Selbstbildnis aus seinen letzten Lebensjahren

delt Schneider diese Ängste der Versündigung, Hypochondrie und Verarmung. Er vertritt die Auffassung, „daß hier ... die Urängste des Menschen durch die Psychose aufgedeckt werden. Die Angst um die Seele, um den Leib, um die Notdurft des Lebens sind *die* Sorgen des Menschen. Sie, die seine Bedrohung, Unsicherheit, Hilflosigkeit ‚Geworfenheit' eigentlich kennzeichnen ... Es ist also kein ‚Zufall', sondern tief im menschlichen Dasein begründet, daß gerade diese und nicht andere Ängste hier so regelmäßig quälen."

An dieser ausgesprochen kurzen Argumentation (die ganze Arbeit umfaßt nur eine gute Druckseite) läßt sich dennoch das ganze Programm einer anthropologischen Psychiatrie ableiten. Dieses Programm beginnt mit der Darstellung eines psychopathologischen Tatbestandes, nämlich der bekannten „lehrbuchhaft selbstverständlichen" (K. Schneider) depressiven Inhalte: Versündigung, Hypochondrie und Verarmung. Um sie zu deuten, bedient sich der Psychopathologe dann aber grundsätzlicher Aussagen über das Wesen des Menschen. Zur Darstellung kommt ein philosophisch geprägtes Menschenbild, in unserem Beispiel an der Philosophie Martin Heideggers orientiert, dem die Arbeit auch zum 60. Geburtstag gewidmet ist. Die Kennzeichnung des Daseins durch Bedrohung, Unsicherheit, Hilflosigkeit und Geworfenheit sowie Begriffe wie „Leib" und „Notdurft des Lebens" gehen auf Heidegger zurück. Erst die Kenntnis des philosophischen Modells erlaubt es, den psychopathologischen Tatbestand zu interpretieren und nicht mehr als willkürlich oder zufällig zu betrachten. Zugleich verstehen wir etwas von der Dämonie der zyklothymen Depression, wenn wir erfahren, daß in ihr „Dasein" „aufgedeckt" wird: Es sind nicht die alltäglichen Schwierigkeiten, sondern die überpersönlichen „Urängste", die in dieser Form der Depression zutage treten.

Anthropologische Psychiatrie als wissenschaftliche Schule

Die Beschäftigung mit derartigen anthropologischen Aspekten von Psychopathologie entwickelte sich etwa seit den zwanziger Jahren zu einer wissenschaftlichen Denkrichtung, die auch als „Anthropologische Psychiatrie" bezeichnet wird. Zu den bekanntesten Vertretern dieser in Deutschland traditionsreichen Schule gehören als Psychiater Erwin Straus, der nach seiner Emigration in die USA viel in englischer Sprache publizierte, Ludwig Binswanger, Victor Emil von Gebsattel, Jürg Zutt, Walter von Baeyer und Hubertus Tellenbach. Zu den heute besonders aktiven Vertretern sind Wolfgang Blankenburg und Alfred Kraus zu rechnen.

Nach Blankenburg (1980) bedeutet anthropologische Orientierung für die Psychiatrie zunächst einmal, daß man Ergebnisse anderer Wissenschaften vom Menschen in den Bereich des psychiatrischen Wissens einführt und nutzt. Dazu können geisteswissenschaftliche Ansätze z. B. aus dem Gebiet der Geschichtswissenschaft gehören, aber durchaus auch eine biologische Anthropologie, wie sie D. Ploog als Psychiater vertritt.

Die zweite und entscheidende Möglichkeit eines Verständnisses von anthropologischer Psychiatrie besteht darin, daß das Wesen des Menschen zum Thema der Wissenschaft wird, ausgehend „von der Arbeitshypothese . . ., daß wir es auf dem Felde der Psychopathologie mit regelhaften Abwandlungen zu tun haben, die mehr oder minder aus dem Wesen des Menschen selbst heraus zu verstehen sind. Die phänomenologisch-anthropologische Methode ist deshalb eine dem Menschen gemäße Methode, weil sie erkenntnistheoretisch vom Menschen und seinen Gegebenheiten ausgeht." Wissenschaftstheoretisch läßt sich das Verhältnis von phänomenologischer und anthropologischer Methode am Beispiel der eingangs genannten Arbeit von Kurt Schneider zeigen: Die Darstellung psychopathologischer Tatbestände geschieht phänomenologisch. Sie werden zwar ohne Deutung und Interpretation, aber dennoch nicht in naiv-realistischer Weise beschrieben. Diese Beschreibung berücksichtigt nämlich bereits – das ist die theoretische Ausgangsbasis – den Sonderstatus psychopathologischer Phänomene als Bewußtseinsinhalte. Bewußtseinsinhalte werden erlebt und sind auf Gegenstände hin ausgerichtet. Das ist gemeint, wenn man von ihren „intentionalen Strukturen" spricht.

In einem zweiten Schritt wird diese phänomenologische Erfassung von Tatbeständen erweitert durch die Verbindung mit einem Menschenbild, das nun für Interpretation, Verstehen und auch therapeutische Ansätze zur Verfügung steht. Anthropologische Psychiatrie ohne phänomenologische Basis ist somit schwer vorstellbar, während es immer wieder phänomenologisch arbeitende Psychiater gegeben hat, die sich nicht als anthropologisch orientiert verstanden haben.

Ein drittes Verständnis anthropologischer Orientierung meint anthropologische Psychiatrie als menschliche Psychiatrie, entsprechend der sprachlichen Herkunft vom griechischen „anthropos – der Mensch". Dies würde also die ärztliche Ethik im Umgang mit psychisch Kranken betreffen, deren Probleme an anderer Stelle ausführlich dargestellt sind (Barocka 1988).

Man sieht an dieser Standortbestimmung bereits, daß die anthropologische Psychiatrie hohe Anforderungen an die Reflexionsfähigkeit stellt und auch an die Bereitschaft, sich auf kompliziert anmutende Theorien einzulassen. Rechtfertigen die Ergebnisse diesen Aufwand? Ich meine schon und möchte diese Meinung mit Erkenntnissen begründen, die von anthropologisch orientierten Psychiatern zum Thema Depression gewonnen wurden. Dabei handelt es sich um Gedanken zur Beziehung von Persönlichkeit und Depression, zum Zeiterleben der Depressiven und – kurz – zur Bewertung von Tierversuchen in der Psychiatrie.

Persönlichkeit und Depression

Die Erkenntnis des Psychiaters H. Tellenbach, daß Patienten mit monopolar verlaufender endogener Depression eine besondere Persönlichkeitsstruktur aufweisen, den „Typus Melancholicus", wird zu den wichtigsten Entdeckungen der modernen Psychiatrie gerechnet. Tellenbach untersuchte 119 Patienten (82 % Frauen) nach dem Abklingen der depressiven Phase, als sie bereits aus der Klinik entlassen waren. Die Darstellung seines Ergebnisses, des Typus melancholicus, erfolgt deskriptiv anhand von Fallbeispielen unter Heranziehung ergänzender bzw. bestätigender Literatur. Der Typus melancholicus ist gekennzeichnet durch einen hohen Grad an „Ordentlichkeit" im beruflichen und privaten Bereich, durch Gewissenhaftigkeit, durch die Konstellation der „Inkludenz", d. h. (in Tellenbachs eigenen Worten) „Eingeschlossen-Werden oder Sich-Einschließen des depressiven Typus in Grenzen, die er schließlich nicht mehr durch den regelmäßigen Vollzug seiner Ordnungen übersteigen kann" und durch die Konstellation der „Remanenz", d. h. ein „hinter sich selbst Zurückbleiben, ein Zurückbleiben hinter dem Selbstanspruch, ein Schulden gegen die Forderungen an das eigene Leisten oder ein Schulden gegen die im Ethischen bzw. Religiösen gesetzten Ordnungen".

Dieser nach Erkenntnismodus und Darstellungsform eindeutig anthropologische Entwurf hat sich nun auch in das Gebiet der empirischen Persönlichkeitsforschung übertragen lassen, allerdings, wie man offen zugeben muß, nicht ohne Schwierigkeiten.

Von Zerssen hat Fragebogenuntersuchungen zur prämorbiden Persönlichkeit Depressiver durchgeführt, die das Vorliegen von Charakteristika des Typus melancholicus bestätigen. In neueren Untersuchungen (von Zerssen u. Pössl 1990) wird dem Typus melancholicus auch ein prädiktiver Wert für die Diagnose einer unipolaren Depression zugeschrieben. Schließlich hat Mundt (1992) vor kurzem in einer Untersuchung auch die Prävalenz des Typus melancholicus in einer Stichprobe von stationär aufgenommenen depressiven Patienten erfaßt: diese Prävalenz lag bei 50 % (n = 26), also höher, als sie in der Normalbevölkerung liegen dürfte. Eine Kontrollgruppe wurde allerdings nicht untersucht.

Es wäre nun irreführend, die Übertragung des phänomenologischen Befundes in Ergebnisse experimenteller operationalisierter Verfahren als problemlos geglückt zu bezeichnen. In einer neueren Übersicht aus dem Jahr 1992 von Hirschfeld und Shea zum Thema „Persönlichkeit und affektive Störungen" wird der Typus melancholicus nicht erwähnt, und auch nichts anderes (etwa anankastische oder depressive

Persönlichkeitszüge), das in Richtung des Typus melancholicus interpretiert werden könnte. Ich möchte darauf verzichten, die hier sich ergebenden methodischen Fragen im Detail zu erörtern. Es zeigt sich aber die heuristische Macht phänomenologischer Konzepte. Und jede Macht kann bekanntlich zum Guten wie zum Schlechten gebraucht werden. Zum Guten: Empirische Forscher, denen bestimmte phänomenologische Konzepte bekannt sind, verfügen über einen Faden der Ariadne, der ihnen hilft, sich im Labyrinth zu orientieren. Zum Schlechten: Eben weil diese Forscher bestimmte phänomenologische Konzepte kennen (und sich vielleicht mit ihnen identifizieren) können sie ihre Methodik so gestalten, daß die Ergebnisse die Vorannahmen bestätigen – das Problem zirkulären Forschens.

Dafür, daß die Persönlichkeitskonstellationen des Typus melancholicus keine Fata Morgana sind, spricht m. E., daß sich ähnliche Vorstellungen in der kognitiven Psychologie finden. Beck (1985) hat beispielsweise die für Depression typischen dysfunktionalen Annahmen (des Depressiven) in folgende drei Themenschwerpunkte gruppiert: Erfolg (hohe Leistungsstandards, Abhängigkeit vom Erfolg), Anerkennung (Abhängigkeit von Sympathie und Liebe) und Kontrolle (das Geschehen kontrollieren müssen, stark sein müssen).

Zeiterleben und Depression

Tellenbachs Vorstellungen über den Typus melancholicus sind sehr bekannt geworden und gehören in Deutschland zumindest zum allgemeinen psychiatrischen Fachwissen. Ich möchte aber noch ein anderes Merkmal aufgreifen, das von anthropologischen Psychiatern als bezeichnend für depressives Leben herausgearbeitet worden ist: das Zeiterleben. Gemeint ist dabei das subjektive Erleben der Zeit im Gegensatz zur objektiven physikalischen Zeit. Erwin Straus (1928) beschreibt das „Stocken der inneren Zeit in der Depression" in Zusammenhang mit der depressiven Hemmung. Auch hieran kann ein schuldhaftes Erleben von „Remanenz" anschließen: „Die von den Dingen ausgehenden Forderungen nach einem Abschluß können in dem zukunftslosen Erleben des Depressiven nicht erfüllt werden." Ludwig Binswanger (1960) spricht von der „Zukunftslosigkeit" des Depressiven. Er stützt sich dabei auf E. Husserls Vorlesungen „Zur Phänomenologie des inneren Zeitbewußtseins". Binswanger schreibt: „Der melancholische Selbstvorwurf drückt sich sprachlich meist in konditionaler Form aus, wie: ‚Hätte ich doch den Ausflug nicht vorgeschlagen' oder ‚Wenn ich ihn nur nicht vorgeschlagen hätte'. (Bei

diesem Ausflug war der Ehemann der Patientin durch einen Unfall
ums Leben gekommen.) Was sagt uns das im Hinblick auf die Auf-
lockerung der Fäden der intentionalen Aufbaumomente der zeitlichen
Aktivität? Es sagt uns, daß es sich bei der Rede vom ‚Wenn' oder
‚Wenn nicht', vom ‚Hätte ich' oder ‚Hätte ich nicht' um lauter leere
Möglichkeiten handelt ... Hier ... zieht sich, was freie Möglichkeit
ist, zurück in die Vergangenheit. Wenn sich die freie Möglichkeit in
die Vergangenheit zurückzieht, kommt es nicht mehr zu einem eigentlichen ‚Worüber', sondern nur noch zu einer leeren Diskussion. Das
aber ist ein Zeichen dafür, daß der ganze Prozeß, der ganze Fluß oder
Kontinuitätscharakter nicht nur in der Zeit, sondern auch des Den-
kens überhaupt gestört ist."

Es handelt sich dabei für Binswanger ebensowenig wie für Straus
um ein Ableitungsverhältnis in dem Sinne, daß die gestörte Stimmung
aus einem gestörten Zeiterleben abzuleiten wäre. Vielmehr wird beiden eine „gemeinsame Wurzel" zugeschrieben. Oder wie es Gebsattel
(1939) ausdrückt: „Die vitale Hemmung ist selbst ihrer innersten
Natur nach eine Störung des Werdens und des dem Werden immanen-
ten Zeitgeschehens."

Diese Betrachtungsweise hat vielfältige Implikationen. Sie kann
aber methodisch auf keinen Fall so überprüft werden, daß man
Melancholiker Zeitintervalle schätzen läßt. Hier hätte man es ja mit
physikalischer Zeit zu tun, deren richtige Einschätzung eher eine
Orientierungsleistung darstellt.

An dieser Stelle wird es vielleicht auch deutlich, warum die anthropologische Psychiatrie Schwierigkeiten hat, allgemeine Anerkennung
zu finden. Nicht allein bedient sie sich einer schwierigen Sprache und
arbeitet mit schwierigen philosophischen Konzepten. Auch die Opera-
tionalisierung der von ihr entwickelten Konzepte – sei es in Therapien, sei es in Forschungsansätzen – ist alles andere als einfach.

Anthropologische versus zoologische Psychiatrie

Heißt dies, daß einer schwierigen anthropologischen Psychiatrie eine
einfacher zu handhabende, dem Menschen aber nicht gerecht wer-
dende zoologische Psychiatrie gegenübersteht? Die Bezeichnung
„zoologische Psychiatrie" ist natürlich überspitzt. Es lohnt aber, sich
einmal klarzumachen, wie vieles von dem, was wir als psychiatrisches
Fachwissen betrachten, auf Tierversuche zurückgeht. Sowohl in der
Psychopharmakologie als auch in der Psychologie sind Tierversuche
gewissermaßen die Idealformen, die den methodischen Erfordernissen

nach hoher Fallzahl, geringer Variabilität und Konstanz der äußeren Bedingungen am besten gerecht werden. Einwände hinsichtlich der Problematik zoologischer Depressionsmodelle – vor allem, was ihre Übertragbarkeit auf den Menschen angeht – liegen nahe, werden auch fast immer anerkannt, kommen aber in der Praxis dennoch nicht zum Tragen: man kann eben auf tierexperimentelle Untersuchungen einfach nicht verzichten. Einen Überblick über zoologische Verhaltensmodelle der Depression wie Separation, erlernte Hilflosigkeit und behavioural despair gibt Blösch (1990). Ich möchte an dieser Stelle nun besonders darauf hinweisen, daß die anthropologische Psychiatrie biologischen oder auch zoologischen Methoden in unserem Fach gerade nicht ablehnend gegenübersteht. Blankenburg weist darauf hin, daß „biologische Radikale in unserem Dasein" (Bilz 1973) in der Psychopathologie oft deutlicher als in der Normalpsychologie zutage treten. Ausführlich befaßt sich mit dem Problem Jürg Zutt in seinem Vortrag „Der Leib der Tiere" aus dem Jahr 1963. Zutt unterscheidet bekanntlich den „erscheinenden, willkürlich beweglichen Leib" und den „unwillkürlich werdenden, tragenden Leib". In diesem tragenden Leib sieht er „Stimmungen, Affekte und Triebe, die ganz offensichtlich Beziehungen haben zu den Säften des Leibes." Hier würde die Pharmakotherapie ansetzen. Auch persönlichkeitskonstante Grundstimmungen wie die der „Syntonen" sieht er hier verwirklicht; das sind „Menschen, in deren Leben das tragende Getragensein eine überwiegende Rolle spielt." Zugleich aber zieht er eine Grenze, wenn er bezweifelt, ob der erscheinende, willkürlich belebte Leib unmittelbar durch chemische Einwirkung beeinflußt werden kann.

Es ist nun durchaus möglich, daß in anderen anthropologischen Modellen die Grenzziehung etwas anders vorgenommen würde. Dennoch ist der Versuch einer derartigen Abgrenzung überhaupt sehr wichtig. Nur er erlaubt es nämlich, biologisch-psychiatrische Ergebnisse zu integrieren und sie an einem angemessenen Platz einzuordnen.

Schluß

Zusammenfassend haben wir das Thema „Depression als anthropologisches Problem" zum Anlaß genommen, die anthropologisch orientierte Psychiatrie vorzustellen. Diese vor allem in Deutschland traditionsreiche Forschungsrichtung kann man wegen ihrer schwierigen Sprache und Konzeptbildung kritisieren. Ein Argument für die anthropologische Psychiatrie ist aber, daß in den Schriften ihrer Autoren

wertvolle klinische Erfahrungen enthalten sind, die empirisch überprüft werden können. Hinzu kommt, daß sie ein hohes methodisches
Reflexionsniveau aufweist und von daher Theorien für die Gesamtheit
der psychiatrischen Forschung entwickeln kann. Wenn wir uns schließlich eine menschliche Psychiatrie wünschen, scheint es angemessen,
auch wissenschaftlich vom Menschen und seinen Gegebenheiten auszugehen.

Literatur

Barocka A (1988) Probleme ethischer Normen in der Psychiatrie. Habilitations-
schrift, Friedrich-Alexander-Universität Erlangen-Nürnberg
Bilz R (1973) Wie frei ist der Mensch? Paläanthropologie I. Suhrkamp, Frankfurt
am Main
Binswanger L (1960) Melancholie und Manie – Phänomenologische Studien.
Neske, Pfullingen
Blankenburg W (1980) Anthropologisch orientierte Psychiatrie. In: Peters UH
(Hrsg) Psychiatrie. Kindlers Psychologie des 20. Jahrhunderts. Beltz, Weinheim
Basel
Blösch M (1990) Tiermodelle in der Psychiatrie. Fundam Psychiatr 4:168–180
Hirschfeld RMA, Shea MT (1992) Personality. In: Paykel ES (ed) Handbook of
affective disorders. Churchill Livingstone, Edinburgh
Lungershausen E (1992) Anthropologische Aspekte des Alters und der Demenz.
In: Lungershausen E (Hrsg) Demenz – Herausforderung für Forschung, Medi-
zin und Gesellschaft. Springer, Berlin Heidelberg New York Tokyo
Mundt C (1992) Premorbid personality, observed family interaction, and one-year
follow-up of endogenous depressive patients. The Royal College of Psychiatrists
Autumn Quarterly Meeting, Birmingham
Schneider K (1950) Die Aufdeckung des Daseins durch die zyklothyme Depres-
sion. Nervenarzt 21:193–194
Straus E (1928) Das Zeiterleben in der endogenen Depression und in der psycho-
pathischen Verstimmung. Monatsschr Psychiatr Neurol 68:126–140
Zerssen D v, Pössl J (1990) The premorbid personality of patients with different
subtypes of affective illness: Statistical analysis of blind assignment of case
history data to clinical diagnoses. J Affect Disord 18:39–50
Zutt J (1963) Der Leib der Tiere. In: Anthropologische und naturwissenschaftliche
Grundlagen der Pharmakopsychiatrie. Thieme, Stuttgart

Diskussion

LEITUNG: EBERHARD LUNGERSHAUSEN

Diskutanten: ARND BAROCKA, Erlangen
LEO HERMLE, Göppingen
EBERHARD LUNGERSHAUSEN, Erlangen

LUNGERSHAUSEN:

Vielen Dank für dieses Plädoyer für eine anthropologische Psychiatrie. Zur Diskussion.

HERMLE:

Herr Barocka, Sie haben darauf hingewiesen, daß es offenbar eine gemeinsame Wurzel zwischen verändertem Zeiterleben und Depressivität gibt. Dazu gibt es Hinweise in der Literatur – ich erinnere mich an eine Arbeit von Fischer aus den 20er Jahren, der Zeiterlebensstörungen auch bei Schizophrenen untersucht hat und darauf hingewiesen hat, daß diese keineswegs an eine depressive Befindlichkeit gebunden sein müssen. Wir kennen Zeiterlebnisstörungen z. B. bei sensorischer Deprivation und bei experimentellen Psychosen; sie reichen von gedehntem Zeitgefühl bis zu aufgehobenem Zeitgefühl. Dabei ist interessant, daß die Befindlichkeit, die daraus resultiert, sehr unterschiedlich ist. Wie ist das zu erklären?

BAROCKA:

Auf keinen Fall darf man folgendes verwechseln: das Gefühl der gedehnten Zeit, das sich etwa daran mißt, daß einem Depressiven in einer Intervallschätzung das Intervall länger vorkommt als einem Gesunden und die Werdenshemmung. Das zentrale Wort, das die anthropologischen Psychiater in diesem Zusammenhang gebrauchen, ist „Werdenshemmung". Auch ihnen sind die experimentellen Untersuchungen, bei denen Depressive unter Umständen völlig normal abschneiden, bekannt. Aber das Wort „Zeit" wird hier in verschiedenen Bedeutungen gebraucht. Die anthropologische Bedeutung des gestörten Zeiterlebens, Gebsattel sagt genauer „Zeitgeschehens", gilt auch für die Schizophrenie. Das sind andere Formen, aber das Prinzip gilt auch hier.

Analytische Psychotherapie der Depression

PETER JORASCHKY

Einleitung

Wenn man eine solche Vielzahl Mosaiksteine, wie sie schon zu dem Thema Depression dargestellt wurden, aneinanderlegt, so kommt man schnell an den Punkt des kognitiven Überlastetseins, den Punkt, wo man sich eine Zusammensicht wünscht und ein Regelsystem für die verschiedenen Ebenen, auf denen die Therapiemethoden jeweils ansetzen. Was von Emrich auf der neuronalen Ebene versucht wurde, könnte auf der psychologischen Ebene in der Zukunft so aussehen, daß die Affektregulation als Zusammenspiel von Motivationssystemen (Lichtenberg 1989; Bischof 1985) mit affektiven, kognitiven und Handlungskomponenten dargestellt wird. Noch fehlen uns aber derartig ausgereifte Modelle, und wir müssen uns oft durch die verschiedenen Teilaspekte und deren Interdependenz kognitiv überfordern, was affektiv häufig begleitet wird von Hilflosigkeitsgefühlen. Und hier wären wir beim Türöffner einer depressiven Entwicklung: denn wenn der Depressionsforscher integrativ versucht, dem Anspruch zu genügen, allem gerecht zu werden und dann noch versucht, seinen Dienst an der Wissenschaft zu tun, das kann in ein hoffnungsloses Unterfangen münden. Oft hilft es dann, einen Teilaspekt für absolut zu erklären und dieses Pferd auszureiten, und wenn es erst die Nachwelt merkt, daß es ein Holzpferd ist, dann wird man dieses Vorgehen ein erfolgreiches antidepressives Verhalten nennen können.

Damit soll angedeutet werden, daß es dem die Psychodynamik mitberücksichtigenden Depressionstherapeuten insbesondere um die Selbstwertregulation, die Ideal-Selbst- und Über-Ich-Dynamik geht. Diese Faktoren tragen in unterschiedlicher Intensität zur depressiven Vulnerabilität auf psychologischer Ebene bei, und diese steht wiederum in Verbindung mit dem psychobiologischen Rückzugs- und Konservierungsmuster, wie es G. Engel (1976) nennt, welches genetische und Entwicklungsaspekte enthält.

Was gibt es Neues in der Psychotherapie der Depression?

Im Krankenhaus mit der Pluralität der Ansätze ist es möglich, nachzuvollziehen, was Patienten aus verschiedenen Therapien, aus psychodynamischen Therapien, Verhaltenstherapien, kognitiven Therapien, Körpertherapien etc. gewonnen haben. Wichtig sind auch Erfahrungen für einen Psychotherapeuten, wie z. B. Depressive mit schwerer Selbstwertproblematik, vielfältigen traumatischen Erfahrungen und neurotischen Entwicklungen nach medikamentöser Therapie nicht nur im Symptombereich der depressiven Verstimmungen und körperlichen Beschwerden, sondern auch in ihrem Selbstwert und ihren Konfliktlösungsmöglichkeiten verändert sein können. Sicher gibt es trotzdem bei diesen Menschen auch in der Remission ein vielfältiges stilles Unglücklichsein, aber die Ausprägung der Selbstwertstörung ist durch die Herabstimmung im psychobiologischen Rückzug ebenfalls verändert. Damit soll betont werden, daß wesentliche Ergänzungen der analytischen Psychotherapie auch in der gezielten Berücksichtigung integrativer Vorgehensweisen bei der Depressionsbehandlung liegen, wie sie heute in der Praxis auch immer häufiger angewandt werden und die auch empirisch Bestätigung gefunden haben.

Es soll hier kurz auf die in den letzten 20 Jahren erfolgten kontrollierten Therapiestudien zur interpersonellen und psychodynamischen Kurzpsychotherapie eingegangen werden. Es darf vorweggenommen werden, daß sich integratives Vorgehen, die Kombination medikamentöser Therapie mit Psychotherapie gegenüber der Monotherapie durchschnittlich als wirksamer herausgestellt hat, wobei noch viele Fragen in bezug auf differentielle Wirksamkeiten offenbleiben müssen. Es gibt einen Bereich synergistischer Wirkung, so hat z. B. die interpersonelle Therapie von Klerman u. Weissman (1984) bei schweren (endogenen) Depressionen die gleiche Wirkung gehabt wie die medikamentöse Therapie, die Kombination beider Ansätze zeigte jedoch den besten Erfolg, so daß durchaus von ergänzenden Effekten gesprochen werden kann. Die Psychotherapie hatte dabei eindeutig Vorteile bei der sozialen Anpassung und im Beziehungsbereich. Unbestritten bleibt auch ihre Bedeutung für die Compliance: Patienten ohne psychotherapeutische Unterstützung brachen wesentlich häufiger die Therapie ab.

Tabelle 1. Phasen bei der Durchführung der interpersonellen Psychotherapie. (Nach Klerman et al. 1984)

Phase	Therapieschritte
Anfangsphase	Vermittlung der Diagnose Information über Depressionen (Epidemiologie, Symptome, Behandlung und Prognose) Anerkennung der Krankenrolle Festlegung einer medikamentösen Behandlung Untersuchung aktueller Beziehungen Benennung der interpersonellen Konflikte Therapeutisches Arbeitsbündnis Festlegung der Ziele, des zentralen Konfliktfeldes
Mittlere Phase	Bearbeitung des Konfliktfokus Trauerreaktion interpersonelle Konflikte Rollenveränderungen interpersonelle Defizite
Beendigungsphase	Bearbeitung der Trennung und der Abhängigkeit

Interpersonelle Kurztherapie (IPT)

Es soll kurz auf die Therapiebausteine der interpersonellen Therapie nach Weissman et al. (1979) und Klerman u. Weissman (1984) eingegangen werden (Tabelle 1).

Therapieevaluationsstudien wurden in den letzten 20 Jahren vor allem bei Kurztherapien, der kognitiven Therapie, der interpersonellen Therapie und der psychodynamischen Therapie durchgeführt. Kurztherapien lassen sich aus methodischen Gründen, was die Formalisierung der Therapie, Therapeutentraining und den Zeitpunkt der Veränderungsmessungen anbelangt, günstig für Evaluationsstudien einsetzen. Die Grundlagen der interpersonellen Psychotherapie sind die psychobiologische Therapie von A. Meyer (1957) und Sullivan (1953) mit der Betonung auf den interpersonellen Beziehungen. Die Sichtweise der Bedeutung interpersoneller Aspekte für die Depression wurde auch von Brown et al. (1977) bestätigt, der den Stellenwert der Intimität und der sozialen Unterstützung als Schutz gegenüber Depressionen angesichts von Lebensbelastungen dargestellt hat.

Die Therapiedauer der interpersonellen Psychotherapie umfaßt 12–16 h und enthält typische inhaltliche Kriterien: Kriterien, die relativ nahe an der klinischen Praxis zu liegen scheinen, nämlich die Krankheitsinformationen, die Auseinandersetzung mit dem subjektiven Krankheitsmodell, Auslösesituationen und Streßfaktoren, Auseinandersetzung mit früheren ähnlichen Situationen. Im mittleren Teil der Therapie wird der Schwerpunkt auf die aktuelle Beziehung, das soziale Netzwerk als wichtigen Aspekt für die Selbstwertregulation, insbesondere aber die Intimitätsregulation, also Fragen nach der Partnerschaft als häufigem Konfliktstoff wie protektivem Faktor gestellt. In diesem Bereich der Beziehungen spezifiziert diese Therapie vielleicht genauer als die übliche klinische Praxis, wo oft nicht ein so systematisches Bild über den Kommunikationsstil, die Aufgaben- und Rollenkonflikte, die emotionalen Äußerungsfähigkeiten in der Partnerschaft erfaßt wird. Im Mittelpunkt der interpersonellen Therapie stehen dann die zentralen Beziehungskonflikte, in denen häufig frühere Abhängigkeitsmuster und regressive Prozesse wiederholt werden.

Konsequenterweise wird die individuelle Therapie der IPT in den letzten Jahren zunehmend durch eine Paartherapie ergänzt. Auch diese wird wie die Einzeltherapie anhand eines Therapiemanuals formalisiert durchgeführt mit den Schwerpunkten der oben genannten paardynamischen Bereiche (Weissman u. Klerman 1990).

Bei unseren eigenen Untersuchungen über Beziehungskonflikte in der Partnerschaft (Joraschky 1990) fanden wir neben unterstützenden Beziehungsmustern, in denen die Autonomie des anderen gewahrt bleibt und nur wenige Abhängigkeitsverstrickungen zu beobachten sind, vor allem folgende typische Konfliktmuster: Depressive, die abhängig sind von externaler Bestätigung und sich internal häufig abwerten, geraten vor allem in längerfristigen Krankheitsverläufen in Entwertungszyklen, wobei sie sich nach anfänglicher Tröstung und Unterstützung vom Partner zunehmend ignoriert, übergangen fühlen, es stellt sich ein falsches Trösten und schließlich ein hilfloser Rückzug dar. In diesem wechselseitigen Rückzugsprozeß wiederholen sich alte Muster fehlender Bedürfniswahrnehmung und affektiver Äußerung, von Ignorieren und unterdrückter Wut. Fokussiert wird also auf die Darstellung der jeweiligen Beziehungskonflikte, wie sie sich offen fordernd im klagsamen Stil oder latent im duldsam demutsvollem Stil darstellen können. In jedem Fall fühlen sich Partner mit der Lösung dieser Beziehungskonfliktsituation in hohem Maße überfordert und wünschen in der Regel ein Unterstützungsangebot. Zusammenfassend wird bei den interpersonellen Verfahren auf die aktuellen Beziehungskonflikte und Lösungsressourcen fokussiert. Eine tiefergehende strukturverändernde Therapie wird nicht angestrebt.

Die Kombination der ITP mit Antidepressiva

Die vergleichende Therapieforschung zeigt, daß Kurztherapien und antidepressive Medikation etwa ähnliche Besserungsraten von 60–80 % auf die depressive Symptomatik ambulanter Patienten zeigen. Dies bedeutet weder, daß eine volle Symptomremission stattfindet, noch daß eine Rezidivprophylaxe gewährleistet ist. Bei der Kombinationstherapie ist das Ziel vor allem eine raschere und umfangreiche Besserung der depressiven Symptomatik. Der anfängliche Optimismus bezüglich der Überlegenheit einer Kombinationstherapie (Hollon u. Beck 1978; Weissman et al. 1979) hat sich in neueren Übersichtsarbeiten verringert (Manning u. Frances 1990). Es gibt jedoch Hinweise, daß bei bestimmten selektiven Patientenpopulationen, vor allem bei schweren Depressionen mit chronischem Verlauf eine Überlegenheit der Kombinationstherapie vorliegen könnte (Conte et al. 1986; Jarrett u. Rush 1986; Shea et al. 1988; Weissman u. Klerman 1990). In einer Übersicht über 17 Kombinationstherapiestudien zeigen Manning u. Frances (1992) differentielle Wirkprinzipien auf vegetative Symptome, kognitive Störungen, interpersonelle Funktionen, Zeitverlauf der Reaktionen und selektive Effektivität bei depressiven Untergruppen. Weissman et al. (1981) fanden z. B. bei der endogenen Depression einen größeren Therapieerfolg der kombinierten Therapie, während die Psychotherapie allein bei Formen der neurotischen Depression effektiver war. Hier zeigte die medikamentöse Therapie keinen eindeutigen Vorteil gegenüber der Plazebotherapie. Die medikamentöse Therapie hat als Zielvariable vor allem somatische Symptome der Depression (z. B. Schlafstörungen), die Psychotherapie z. B. die sozialen Rollenfunktionen.

Die IPT wurde in kontrollierten Studien für akute Erkrankungen (Elkin et al. 1986; Sloane et al. 1985; Weissman et al. 1979 und in 3 weiteren Studien als Erhaltungstherapie (Klerman et al. 1974; Frank et al. 1989) eingesetzt. Die Kombinationstherapie (Elkin et al. 1986) zeigte folgende Ergebnisse: die Verbesserung war gegenüber Plazebo hochsignifikant, die Kombinationstherapie hatte niemals nachteiligen Effekt. Zwei Drittel aller Patienten waren am Ende der Behandlung symptomfrei. Die Abbruchrate war bei der IPT am niedrigsten. Die Medikamente zeigten als Monotherapie eine rasche Wirkung, die jedoch von den Psychotherapien im Laufe der 12 Wochen eingeholt wurde.

Die Stärke antidepressiver medikamentöser Behandlung liegt in der größeren Effizienz für die rasche Symptomreduktion und die Prophylaxe sorgfältig definierter Episoden. Die interpersonelle Kurztherapie hat das Ziel, die Möglichkeiten des Patienten zu verbessern, äußere und innere Belastungen besser zu bewältigen, wobei auch Persönlichkeitszüge der Unzufriedenheit, des Pessimismus, der Gehemmtheit, Unglücklichkeit und Unausgefülltheit im täglichen Leben als typisch depressive Grundsymptome fokussiert werden. Für die Kombinationstherapie ist es also wichtig, die Zielvariablen unterschiedlich zu definieren, obwohl aus den Studien auch deutlich wird, daß der Überlappungsbereich der Wirkfaktoren groß ist.

Psychodynamische Kurztherapie

Ein weiteres, traditionell bewährtes Kurztherapieverfahren ist die psychodynamische Kurztherapie (Daneman 1961; Covi et al. 1974). Während diese Verfahren in der klinischen Praxis die längsten Traditionen haben, wurden sie in den letzten Jahren zu wenig in empirischen Untersuchungen einbezogen.

Die Fokussierung auf einen zentralen Konflikt bedeutet, daß die Durcharbeitung eines bestimmten Bereichs der Psychopathologie selektiv in den Mittelpunkt rückt. Traditionell liegt der Schwerpunkt bei psychodynamischen Therapieverfahren auf der Veränderung des Über-Ichs, der Aggressionshemmung und in der Herausarbeitung der Selbstwertkränkung, wobei der Fokus wie bei der interpersonellen Therapie auf der aktuellen Situation liegt, jedoch infantile Konfliktdeterminanten miteinbezogen werden.

Fallbeispiel

Es handelt sich um die Behandlung der reaktiven Depression einer 48jährigen Frau, die nach dem plötzlichen Tod ihres Mannes jahrelang erfolglos thymoleptisch und mit autogenem Training behandelt worden war. Selektiv wurde dabei auf den pathologischen Trauerprozeß fokussiert: zu den typischen normalpsychologischen Reaktionen gehört bekanntlich die Idealisierung des Toten. Solche Idealisierungen nehmen dann pathologische Formen an, wenn entweder schon zu Lebzeiten jede Kritik unterblieben ist oder wenn ein Spannungsfeld bestanden hat. Behandlungstechnisch ist besondere Vorsicht und Behutsamkeit erforderlich, wenn man die Ambivalenz thematisiert. Denn die Mischung von Liebe und Haß gegen ein und dieselbe Person, und zumal gegen einen idealisierten Toten, gehört zu den tiefsten und schmerzlichsten menschlichen Konflikten. Umso größer ist die Entlastung, wenn Depressive über diese verborgenen Gefühle sprechen lernen und hierbei die Erfahrung machen, daß sie nicht, wie erwartet und befürchtet, zurückgewiesen und verurteilt werden. So baut sich durch die Entwicklung von Vertrauen auch wieder Selbstvertrauen auf. Die Patientin entdeckte sich selbst, wie sie einmal früher war, wobei sie die Entwertungen im

Kontext der unterdrückenden Handlungen des Vaters verstehen konnte. Ungelebte Lebensbereiche hat sie an ihre Kinder altruistisch abgetreten. Gleichzeitig wurden in der Art der Fürsorge ihre eigenen oralen Bedürfnisse deutlich, die von ihrer Mutter nur partiell erfüllt wurden. Hier war es vor allem die Hypochondrie der Mutter, die die Patientin immer wieder mit Schuldgefühlen erfüllte, nicht genug für die Mutter getan zu haben. In dieser Schuldproblematik lag die Quelle der Aggressionshemmung und der Hintergrund für die Trennungsproblematik.

Die unbewußte Phantasie von Verlust, die Ausbildung von unbewußten Größenphantasien, das rigide Über-Ich mit der Wendung der Aggression gegen die eigene Person, die hohe narzißtische Kränkbarkeit und die Herstellung von ausgeprägten Abhängigkeitsbeziehungen sind die klassischen Konfliktbereiche für die psychodynamische Kurztherapie.

Bei der Weiterüberprüfung der Kurzzeittherapien geht es darum, daß wir nicht nur einseitig Ergebnisse, Erfolg und Mißerfolg betrachten können, sondern den therapeutischen Prozeß, der zu diesen Ergebnissen geführt hat und verschiedene Randbedingungen der einzelnen Therapien mitberücksichtigen sollten.

Noch ein Wort zu dem Boom der Kurzzeittherapieverfahren: unter dem modernen Diktat unserer Zeit, Cost-Benefit-Aspekte zu berücksichtigen, das Schiff so schnell wie möglich wieder flott zu kriegen, gibt es Auswüchse, denen manche Therapieforscher zu erliegen scheinen: etwa die Rechtfertigung, daß leider noch 16 Stunden für die Rückfallprophylaxe nötig seien und daß es das Ziel sein müßte, hier eine Ultrakurztherapie mit der gleichen Effizienz zu entwickeln, um die Rückfallquote auf die Hälfte zu senken.

Zusammenfassend liegt sicher in der Entwicklung der formalisierten Kurzzeittherapien für die Ausbildung angehender Psychiater die Chance, verschiedene bewährte Zielrichtungen der Depressionstherapie systematisch zu erlernen und in der Praxis zu erproben. Die interpersonelle, psychodynamische und die kognitive Therapie sollten in die Facharztausbildung einbezogen werden, sie stellen ein Handwerkszeug zur Verfügung, das am Einzelfall eine differentielle Therapieindikation erlaubt.

Integrative Ansätze

Ein weiterer Fortschritt liegt in der Abstimmung der verschiedenen Therapieverfahren am Entwicklungsprozeß des einzelnen, wie sie im stationären Bereich etwa auf Depressionsstationen (Wolfersdorf 1992) erprobt ist. Die Erfahrungen mit den verschiedenen Ansätzen der Depressionstherapie beschreibt Kuiper (1991) in eindringlicher Form. Kuiper gibt im Rückblick auf seine 3jährige Höllenfahrt durch die depressive Psychose zu verstehen, welche Bedeutung für ihn in welcher Phase welche Art von hilfreicher Beziehung hatte und wie etwa ein deutendes Vorgehen in einer schwer von Gewissenskonflikten geplagten Situation das Gewissen als Verfolger verstärken kann. Aber es wird an diesem Beispiel auch deutlich, wie langdauernd Wundheilungen, Trauerprozesse sind, wie tiefe Hilflosigkeitsgefühle nicht nur unerwünschtes Verhalten, sondern Ausgangspunkt für Änderungen sein können: Trauerprozesse können so zu einer neuen Selbstfürsorge, zu Umbewertungen, Sinngebungen, Beziehungsentwicklungen und schließlich Lebensentfaltungsmöglichkeiten führen. Derartige Zielrichtungen sind natürlich nicht mit Kurzzeittherapien erreichbar, die auch nicht diesen Anspruch haben. Patienten haben jedoch häufig höhere Ansprüche und so ist zu befürchten, wenn die Effizienzforschung als Basis für Kassenleistungen genommen wird, daß dann Patienten Kurzzeittherapien in steter Folge unternehmen. Dies leitet über zum Thema der analytischen Langzeitpsychotherapie, wobei nur punktuell Aspekte der Beziehungskonflikte, der Schuld-Aggressionskonflikte und der Selbstwertkonflikte herausgegriffen werden sollen.

Analytisch orientierte Langzeittherapie

Beziehungskonflikte

Freud (1916) betonte im Zusammenhang mit der Depression die Ambivalenz. Arieti (1978) beschreibt als Beziehungsmodi des Depressiven, den abhängig-fordernden, den überangepaßten und den selbstbezogen-distanzierten Typus. Wie auch bei der Diagnostik der Paarbeziehungen ist die Inszenierung zentraler Beziehungsaspekte in der Arzt-Patient-Beziehung, ein traditionelles und bewährtes Diagnosekriterium. Derartige Beziehungsaspekte zeigen sich auch schon im Umgang mit dem Medikament. Bei plazebokontrollierten Studien fällt auf, welches Spektrum von Nebenwirkungen bei Depressiven auf Plazebos eintritt bis hin zu ausgeprägten Ängsten und vegetativen Symptomen. Wir kennen die Patienten, die anfänglich immer von Besserungen berichten und wo dann der Erfolg nivelliert wird. Oder Patienten, bei denen nichts hilft, andere, die schon von vornherein mit höchster Skepsis dem gegenüberstehen, was sie inkorporieren sollen. Der Umgang mit den Medikamenten kann immer auf einer Symbolebene als Ausdruck der inneren Ambivalenz übersetzt werden, so daß vor allem bei depressiven Neurosen, die von vornherein schlecht auf Medikamente ansprechen, gerade der Übertragungsmodus ein wichtiger Parameter für die Medikamentenverabreichung sein sollte: wenn die Ambivalenz noch nicht ausgetragen ist und noch keine überwiegend positive Übertragung vorhanden ist, kann auch ein unbewußter Kampf gegen die Besserung vorherrschen und damit kann auch die Medikamentenwirkung depotenziert werden. Dies ist bei chronifizierten Depressionen oft der Fall, wenn in der Beziehung der erste Zauber verfliegt und sich in den nächsten Phasen dann konfliktträchtigere Muster einstellen. Das weite Spektrum von verschlingenden, *ausspuckenden* oder immer brav alles schluckenden, täglich von leichten Besserungen, aber nie von durchschlagendem Erfolg berichtenden Patienten läßt sich hier assoziieren und macht deutlich, wie wichtig eine ständig durchgeführte Beziehungsdiagnostik ist.

Der Schuld-Aggressionskonflikt

Die analytische Bearbeitung der Schuld- und Selbstwertkonflikte zentriert sich vor allem auf die Persönlichkeitspathologie depressiv Erkrankter.

Ein kurzes Fallbeispiel:

Eine 40jährige Patientin, Mutter von 3 Söhnen berichtete im Zusammenhang mit der Ablösung der Söhne von ausgeprägten Leeregefühlen, Insuffizienzgefühlen, Freud- und Kraftlosigkeit. Sie wolle sich von ihrem Mann trennen, sie könne nichts mehr für ihn empfinden. Aber auch für sich selbst habe sie keine Gefühle mehr. Zur Biographie stellte sie dar, daß sie mit 15 Jahren aus der Realschule von den Eltern genommen wurde, weil sie immer wieder kränkelte, ständig Infektkrankheiten hatte. Sie war dann Mädchen für alles zu Hause, ging der Mutter mit ihren 5 Kindern zur Hand und teilte den Stolz der Eltern, daß alle Kinder hervorragende Schul- und Berufslaufbahnen aufweisen konnten. Sie wurde dann mit 22 Jahren von ihrem Mann aus der Familie geheiratet und opferte sich in der Folge für ihre 3 Söhne auf, die ebenfalls sehr gute Schüler wurden. Den Schmerz, daß diese sich mehr am Vater orientierten, konnte sie als Hilfskraft im Kindergarten kompensieren, die Tätigkeit machte ihr viel Spaß. Trotz vielerlei Anerkennung entwertete sie sich sowohl im beruflichen Bereich als auch als Mutter. In der 3jährigen Psychoanalyse spielte vor allem als traumatische Situation eine Rolle, daß, als sie als 4jährige, mit der Aufsicht ihrer 1 Jahr jüngeren Schwester betraut wurde, diese im Bach ertrank. Es wurde daraus ableitbar, wie alle bisherigen Szenen, die sie entwarf, etwas Versteinerndes und Lebloses hatten. Im Laufe der Analyse konnten zunächst in Träumen, in denen immer wieder schwarze Löcher und leere Flecken eine Rolle spielten, Erinnerungen wiederbelebt werden, sie konnte ihre Schwester im Bach liegen sehen und dann die versteinerten Eltern, die niemals über diesen Vorgang sprechen konnten.

Auf die Vielfalt verfolgender Schuldaspekte hat Wurmser (1993) hingewiesen. Die rigide Über-Ich-Entwicklung wird heute im Kontext früher Traumatisierung, starrer Über-Ich-Systeme in der Familie, unterdrückter aggressiver Auseinandersetzung und deren Tradierung gesehen. Fokussierend auf diesen Über-Ich-Konflikt geht Davenloo (1990) mit seiner Kurztherapie auf den sog. reaktiven Sadismus ein. Hier wird in Form einer provokativen Therapiemethode zunächst in der Interaktion, dann in den ursprünglichen infantilen Szenen die Hilflosigkeit wieder aufgesucht, um hier an die primären Wutaffekte zu gelangen, woran sich dann automatisch Trauer und Auflösung der emotionalen Einengung anschließen.

Depression als Selbstwertkrankheit

Die Entwicklungsstörung des Selbstwertgefühls kann auf verschiedenen Betrachtungsebenen erfolgen:

a) Familiäre Determinanten für die Ideal-Selbst-Bildung. Folgende Fragen können hierbei wichtig werden, die den Individuationsraum des einzelnen abstecken:
- Wie werden die Wertsysteme der Eltern vermittelt, wie übergestülpt oder wie verhandelt?
- Mit welchen Selbstwertanteilen der Eltern konnten sich die Kinder identifizieren, welche defizitären Selbstwertaspekte wurden dabei übernommen?
- Wie hat sich jeder einzelne mit seinen tradierten Ansprüchen und Erwartungen auseinandergesetzt und versöhnt?
- Wie ist die Selbstachtung der Familie als Ganzes, z. B. um welchen Preis der Selbstverleugnung haben sich Vertriebene, Aussiedler etc. assimiliert?
- Welche Familientraumata, z. B. Suizid, Inzest, Gewalt, Außenseiter, die das Schamgefühl der Familie belasten, sind in Geheimnisse eingefroren und erhalten damit im Unbewußten eine ständige potentielle Bedrohung?
- Wie sind die Erwartungen an das Kind des jeweiligen Elternteils mit dem des anderen abgestimmt? Häufig konfluieren widersprüchliche unbewußte Erwartungen beim Kind und führen zu Orientierungsambivalenz bzw. Chaos.
- Wie wird auf der kommunikativen Ebene die Wertschätzung des anderen durchgehalten, welcher emphatische Austausch liegt vor?
- Wie wird mit Intimität und Grenzenachtung umgegangen?

- Welche verschlingend behütenden, verführenden und verletzenden Interaktionen sind zu beobachten?
- Wie wird mit aggressiven Impulsen und Kontrollverlusten umgegangen, welche aggressiven Intrusionen finden statt?

Dies sind nur einige Beispiele dafür, in welchen Dimensionen die Selbstwertentwicklung eingeschätzt werden sollte. Uns erwies sich die Einbeziehung der Familie auch für die Erschließung von Entwicklungsmöglichkeiten als hilfreich für die Stabilisierung des Selbstwerts des einzelnen.

b) Auf der individuellen Ebene ist die Bedeutung der Traumatisierungen bekannt. Hier eröffnet sich auch eine psychobiologische Ebene mit Untersuchungen über die Einflüsse früher Trennungserfahrungen auf die neuronale Reifung. Systematisch wird von der beobachtenden interaktionellen Säuglingsforschung, ausgehend vom Attachment-Ansatz Bowlbys (1983) die Bedeutung emotionaler Entbehrung erfaßt, etwa inwieweit der Säugling für die Selbstwert- oder Affektregulation der Mutter im Sinne eines Selbstobjekts gebraucht wird. Die Traumaforschung stellt die Bedeutung von Abtreibungsversuchen, Ablehnung des Geschlechts, Bezugspersonenwechsel, Trennungs- und Ausschließungserfahrungen dar. Auf der anderen Seite sind auch die Ergebnisse der sog. Resilienzforschung wichtig geworden, d. h. genaue Längsschnittuntersuchungen, unter welchen Bedingungen sich welche Kinder welche schützenden Objekte schaffen, um diese Verletzungen zu überbrücken und Widerstandskraft zu entwickeln. Mit diesem biographischen Hintergrund finden wir z. B. kämpferische und oft erfolgreiche Männer im Machtbereich, die aber im Bindungsbereich in der Regel verletzbar sind. Auf der anderen Seite finden sich vulnerable, kränkungssensitive und sehr abhängige Kinder, die ihren Selbstwert z. B. durch forcierte Leistung stabilisieren wollen, um damit Anerkennung, Zuneigung und Stolz der Bezugspersonen zu erreichen. Hier bleibt eine dyadische Abhängigkeit von der ersehnten Anerkennung bestehen und viele dieser strukturell Ich-gestörten Patienten suchen heute den Weg in die Psychotherapie. Die Resonanz der Bücher von Alice Miller zeigt auf, welche Bedürftigkeit nach Heilung früher Verletzungen vorhanden ist, aber auch wie häufig durch derartige Reparationssehnsüchte in Therapien Wunden aufgerissen werden. Es kann dann zu erneuter Wiederholung von narzißtischer Kränkung, zum Herausfallen aus symbiotischen Übertragungsmustern kommen, wodurch dann destruktive Prozesse im Sinne einer malignen Regression freigesetzt werden können.

Um derartige schädigende Abhängigkeitsprozesse in der Therapie zu verhindern, haben wir verschiedene Therapiemodifikationen zur Hilfe bei der Traumabewältigung gesucht: in Anlehnung an Benedetti (1992) ergänzen wir die analytische Einzeltherapie bei derartigen Patienten mit Depressionen und schweren Persönlichkeitsstörungen durch eine Maltherapie. Über das Medium des Malens können die Affekte wiedergefunden und geäußert werden. Der Affekt wird intensiviert, nicht jedoch mit seiner zerstörerischen Wucht auf den Therapeuten gerichtet, sondern über das Malen symbolisiert, wobei der Therapeut für die meist vulkanartigen Affektausbrüche Bindungsschutz geben kann.

In Zusammenarbeit mit uns hat Frau Gräbner, Künstlerin und Psychologin, eine 7stufige Therapie typischer Prozeßsequenzen herausgearbeitet, die sich für uns als Therapiezugang bewährt hat.

Der Malprozeß

Der Prozeß der 7 Stufen hat das Ziel, von einer negativen, beengten zu einer positiven erweiterten Wahrnehmung zu führen.

Die Etappen sehen so aus, daß vom ersten Bild, dem sog. Konfliktbild ausgegangen wird. Dieses Bild wird im zweiten und dritten Bild in sog. Halbbilder positiv und negativ aufgeteilt.

Im vierten Bild geschieht die veränderte Wahrnehmung. Es ist das Bild, in dem der Sprung in die erweiterte Sichtweise, von der Fläche zur Tiefe, z. B. von konkret zu symbolisch geschieht.

Im fünften und sechsten Bild kommt jetzt eine Neugestaltung des negativen Bildes bzw. des positiven Bildes. Im sechsten Bild ist die schmerzhafte negative Komponente integrierbar. Im siebten Bild wird die Lösung des Konfliktbildes 1 angestrebt und dieses enthält die gleichen Elemente wie das erste, aber in einer neuen erweiterten „guten" Form.

Ich möchte zusammenfassend mit Munch sagen, der immer wieder zu seinem Bild „Das kranke Kind" an Kindheitstraumatisierungen zurückgegangen ist, daß hier auch die Quelle tiefer Gefühle und die Möglichkeit, die Kraft für Neuschöpfung liegt oder wie Kierkegaard folgert: „So macht die Wiederholung, falls sie möglich ist, den Menschen glücklich, indes die Erinnerung ihn unglücklich macht."

Literatur

Arieti S, Bemporad J (1978) Severe and mild depression. Basic Books, New York.

Deutsch (1983) Depression, Krankheitsbild, Entstehung, Dynamik und psychotherapeutische Behandlung. Klett-Cotta, Stuttgart

Benedetti G (1992) Psychotherapie als existentielle Herausforderung. Vandenhoeck & Ruprecht, Göttingen

Bischof N (1985) Das Rätsel Ödipus. Piper, München

Bowlby J (1983) Verlust Trauer und Depression. Fischer, Frankfurt aM

Brown GW, Harris T, Copeland JR (1977) Depression and loss. Br J Psychiatry 130:1–18

Conte HR, Plutchik R, Wild KV et al. (1986) Combined psychotherapy and pharmacotherapy for depression. Arch Gen Psychiatry 43:471–479

Covi L, Lipman RS, Derogatis LR et al. (1974) Drugs and group psychotherapy in neurotic depression. Am J Psychiatry 131:191–198

Daneman EA (1961) Imipramine in office management of depressive reactions. Diseases of the nervous System 122:213–217

Davanloo H (1990) Unlocking the Unconscious. Wiley, Chichester

Elkin I, Watkins R, Docherty J et al. (1986) The NIMH Collaborative Program on the treatment of outpatient depression: preliminary results. Paper presented at the American Psychiatric Association annual meeting. Chicago, IL

Engel GL (1976) Psychisches Verhalten in Gesundheit und Krankheit. 2. Aufl. Huber, Bern Stuttgart Wien

Frank E, Kupfer D, Perel J (1989) Early recurrence in unipolar depression. Arch Gen Psychiatry 46:397–400

Frank E, David J, Kupfer MD, Janet Levenson BA (1990) Continuation therapy for unipolar depression: The case for combined treatment. In: Combined pharmacotherapy and psychotherapy for depression

Freud S (1916) Trauer und Melancholie. Z Psychoanal, Bd IV (Gesammelte Werke, Bd 10, 3. Aufl. Fischer, Frankfurt/M 1963)

Hollon SD, Beck AT (1978) Psychotherapy and drug therapy: Comparison and combinations. In: Garfield SL, Bergin AE (eds) Handbook of psychotherapy and behavior change: An empirical analysis, 2nd edn. John Wiley, New York, pp 437–490

Jarrett RB, Rush AJ (1986) Psychotherapeutic approaches for depression. In: Cavener JO (ed), Psychiatry, vol 1. Basic Books, New York

Joraschky P (1984) Psychotherapeutische Methoden bei der Behandlung depressiver Verstimmungen. Therapiewoche 34:1964–1976

Joraschky P (1990) Die Bedeutung der Partnerschaft für Entstehung und Verlauf der Depression in der Involution. In: Lungershausen E (Hrsg) Affektive Psychosen. Schattauer, Stuttgart New York, 238–242

Klerman GL, DiMascio A, Weissman MM et al. (1974) Treatment of depression by drugs and psychotherapy. Am J Psychiatry 131:186–191

Klerman GL, Weissman MM, Rounsaville BJ et al (1984) Interpersonal Psychotherapy of Depression. Basic Book, New York

Kuiper Piet C (1991) Seelenfinsternis. Die Depression eines Psychiaters. Fischer, Frankfurt aM

Lichtenberg JD (1989) Model scenes, motivation, and personality. In: Dowling S, Rothstein A (eds) The significance of infant observational Research for clinical work with children, Adolescents, and adults. Int Univ Press, Madison

Manning DW, Frances AJ (1990) Combined therapy for depression: Critical review of the literature. In: Manning DW, Frances AJ (eds) Combined pharmacotherapy and psychotherapy for depression. American Psychiatric, Washington

Meyer A (1957) Psychobiology: A science of man. Charles C Thomas, Springfield, IL

Myrna M, Weissman PD, Gerald L, Klerman MD (1990) Interpersonal psychotherapy and its derivates in the treatment of depression. In: Combined pharmacotherapy and psychotherapy for depression. American Psychiatric, Washington

Rounsaville BJ, Weissman MM, Prusoff BA et al (1979) Marital disputes and treatment outcome in depressed women. Compr Psychiatry 20:483–490

Salzman C, Bemporad J (1990) Combined psychotherapeutic and psychopharmacologic treatment of depressed patients: Clinical observations. In: Combined pharmacotherapy and psychotherapy for depression. American Psychiatric, Washington

Shea MT, Elkin I, Hirschfeld RMA (1988) Psychotherapeutic treatment of depression. In: Frances AJ, Hales RE (eds) American Psychiatric, Washington, pp 235–255

Sloane RB, Staples FR, Schneider LS (1985) Interpersonal therapy versus nortriptyline for depression in the elderly. In: Burrows GD, Norman TR, Dennerstein L (eds) Clinical and pharmacological studies in psychiatric disorders (Biographical psychiatry – new prospects No 5). John Libbey, London, pp 344–346

Sullivan HS (1953) The interpersonal theory of psychiatry. WW Norton, New York

Weissman MM, Klerman GL (1990) Interpersonal psychotherapy and its derivatives in the treatment of depression. In: Manning DW, Frances AJ (eds) Combined pharmacotherapy and psychotherapy for depression. APP, Washington

Weissman MM, Prusoff BA, DiMascio A et al. (1979) The efficacy of drugs and psychotherapy in the treatment of acute depressive episodes. Am J Psychiatry 136:555–558

Weissman MM, Prusoff BA, DiMascio A et al. (1981) The efficacy of drugs and psychotherapy in the treatment of acute depressive episodes. Am J Psychiatry 136:52–55

Wolfersdorf MG (1992) Hilfreicher Umgang mit Depressiven. VAP, Göttingen Stuttgart

Wurmser L (1993) Flucht vor dem Gewissen, 2. Aufl. Springer, Berlin Heidelberg New York Tokyo

Diskussion

LEITUNG: EBERHARD LUNGERSHAUSEN

Diskutanten: ARND BAROCKA, Erlangen
PETER JORASCHKY, Erlangen
EBERHARD LUNGERSHAUSEN, Erlangen

LUNGERSHAUSEN:

Wir haben noch ein paar Minuten für die Diskussion. Gibt es Fragen oder Bemerkungen?

BAROCKA:

Die interpersonelle Therapie ist doch in Deutschland und auch in Europa gar nicht so sehr verbreitet? Ich habe angenommen, sie wäre, was die Organisation betrifft, im wesentlichen auf Nordamerika beschränkt?

JORASCHKY:

Ich kenne auch nur das Manual, das 1984 auf Englisch veröffentlicht wurde, es ist nicht übersetzt. In Freiburg fand eine Tagung statt, auf der Schüler von Klerman die Methode als Trainingsprogramm angeboten haben. Ich habe die Ergebnisforschungen weggelassen: seit 20 Jahren werden Ergebnisforschungen durch die interpersonelle Therapie und auch die kognitive Therapie geleistet. Es liegen Vergleichsuntersuchungen mit Schwerpunkt auf der kognitiven Therapie vor. Die Erfolge sind in etwa ähnlich, vielleicht unterschiedlich in der Akzentsetzung: in der interpersonellen Therapie zeigt sich, daß Beziehungskonflikte gebessert erscheinen im Vergleich zu Medikamentenstudien oder der kognitiven Therapie. Zudem kommt diese Form der interpersonellen Therapie der klinischen Praxis nahe, weil wir sehr auf Beziehungen schauen und die Adaptation dieser Methode in die Klinik dadurch leichter erscheint als die kognitive Therapie. Ich denke, das Angebot wird sich ausgleichen. Insgesamt ist mein Eindruck, wenn man alle 3 Kurztherapien betrachtet, daß es als Therapeut sehr wichtig ist, auch formalisiert arbeiten zu lernen, strukturiert vorzugehen; aber daß es dabei in der Praxis, wenn man Therapeut mit Freude bleiben will, auch Grenzen der Formalisierung gibt. Man kocht dann vielleicht, obwohl es gesund ist und gut schmeckt, doch nicht immer nur Spaghetti.

LUNGERSHAUSEN:

Gut, ich wollte schon gerade fragen, wie sich eigentlich die analytische Psychotherapie im Vergleich zur kognitiven Verhaltenstherapie sieht, aber Sie haben die Frage ja schon praktisch beantwortet, offenbar brüderlich. Sehen wir nun, was Herr Hautzinger dazu zu sagen hat.

Kognitive Verhaltenstherapie bei Depressionen*

MARTIN HAUTZINGER

In den zurückliegenden 15 Jahren haben sich psychotherapeutische, insbesondere kognitiv-verhaltenstherapeutische Methoden als wirksame Behandlungen bei unipolaren Depressionen etabliert. Bis Mitte der 70er Jahre galt, daß Psychotherapie kaum wirksamer sei als eine Plazebobehandlung und daher der aktiven Medikation mit bewährten Antidepressiva als bedeutsam unterlegen angesehen werden mußte (z. B. Klerman et al. 1974). Erst mit dem Erscheinen der Arbeit von Rush et al. (1977) und inzwischen einer Vielzahl gut kontrollierter und umfangreicher Studien änderte sich dieses Bild. Übereinstimmend kommen verschiedene Autoren neuerer Übersichtsarbeiten zum Vergleich von Psychotherapie und Pharmakotherapie bei Depressionen (typischerweise definiert anhand der Forschungsdiagnosekriterien bzw. der DSM III-Kriterien als Major Depression, unipolar) zu dem Schluß, daß kognitive Verhaltenstherapie (Beck et al. 1992; Hautzinger et al. 1992b) oder auch interpersonale Psychotherapie (Klerman et al. 1984) für die Mehrzahl der Patienten sehr wirksam ist, damit klinisch relevante Besserungen erreichbar sind und in diesen Effekten den bewährten Antidepressiva nicht unterlegen, sondern eher sogar überlegen sind (Dobson 1989; Hollon et al. 1991; Conte et al. 1986; Robinson et al. 1990; Hautzinger 1993). In diesem Beitrag will ich anhand ausgewählter Studien diese Argumentation nachverfolgen und durch Einbeziehung aktuellster eigener Ergebnisse aufzeigen, daß diese Behauptung durchaus zutreffend ist und den wissenschaftlichen Fakten entspricht, auch wenn – wie könnte es anders sein – natürlich noch zahllose Fragen offen sind und die verschiedensten Einwände in weiteren Untersuchungen entkraftet werden müssen.

* Danksagung: Die eigenen Untersuchungen wurden durch das Bundesministerium für Forschung und Technologie in den Jahren 1983 bis 1992 unterstützt.

Was ist kognitive Verhaltenstherapie?

Unter kognitiver Verhaltenstherapie versteht man einen problemzen-
trierten, strukturierten, psychologischen Behandlungsansatz, der bezogen auf Depressionen vier Schwerpunkte verfolgt (s. Abb. 1):

1. Überwindung der Inaktivität bzw. der einseitigen, belastenden
   Aktivität;
2. Verbesserung des Sozial- und Interaktionsverhaltens sowie der
   sozialen Kontaktstruktur;
3. Erkennen, überprüfen und korrigieren dysfunktionaler Einstellungen und Überzeugungen;
4. Aufbau eines Bewältigungsrepertoires für zukünftige Krisen.

Depressionen werden diesem Verständnis nach sowohl durch gedankliche (kognitive) Prozesse als auch durch den Verlust von Verstärkern
(Aktivitätsrate, Fertigkeiten, Belastungen) bedingt. Die Häufung
unangenehmer Ereignisse oder die Folge unangemessenen Verhaltens
beeinflussen dabei kognitive Strukturen ebenso wie negative Einstellungen und Erwartungen ihrerseits, Auswirkungen auf die Aktivitätsrate eines Patienten, sein soziales Handeln und das Ausmaß positiver
Erfahrungen (Abb. 1).

In der Regel ist eine kognitive Verhaltenstherapie bei Depressionen
zwischen 20 und 40 Sitzungen (meist in Einzelsitzungen, doch zunehmend auch in Gruppen) lang und nimmt sich zunächst der Passivität,
dem Rückzug und der Lust- bzw. Antriebslosigkeit der depressiven
Patienten an. Je nach Problemlage des Patienten schließen sich die
kognitiven oder die auf das soziale Verhalten bezogenen Interven-
tionselemente an. Obgleich eine Reihe von Techniken und Hausauf-
gaben eingesetzt werden, folgt das Vorgehen keinem von vorneherein
festliegenden Therapieplan, sondern es soll individuell angepaßt und
für den Patienten persönlich überzeugend vorgestellt und durchgeführt werden. Das Vorgehen, die Methoden, die Materialien, die
Übungen und vor allem die Interaktionsweisen, die Voraussetzungen
und die Beziehungsgestaltung sind detailliert in Hautzinger et al.
(1992a) und in Beck et al. (1992) dargestellt.

Was leistet kognitive Verhaltenstherapie bei Depressionen?

Rush et al. (1977) veröffentlichten eine Verleichsuntersuchung kognitiver Verhaltenstherapie mit Imipramin (150–200 mg/d). Die 41 in die
Studie aufgenommenen Patienten litten nach den Forschungsdiagno-

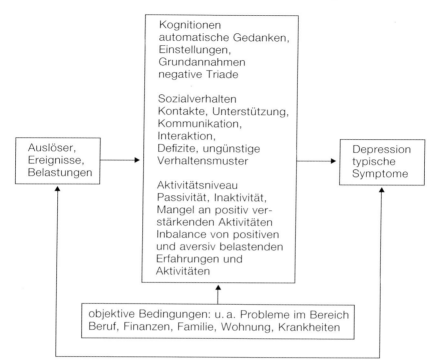

Abb. 1. Modellvorstellung des und Ansatzpunkte für verhaltenstherapeutisches Handeln bei Depressionen. (Nach Hautzinger et al. 1992)

sekriterien an einer nichtpsychotischen, nichtbipolaren Depression. Die Behandlungen wurden über 12 Wochen unter ambulanten Bedingungen durchgeführt. Dabei fanden bei der kognitiven Therapie 20 etwa einstündige individuelle Sitzungen statt, während derer vor allem die negativen Denk- und Verarbeitungsmuster, die fehlerhaften Wahrnehmungen und dysfunktionalen Einstellungen, doch auch die Inaktivität, der soziale Rückzug, die ungünstige Tageseinteilung und Probleme in Familie und Partnerschaft bearbeitet wurden. Ein Jahr nach Ende der Behandlung wurde eine Nachuntersuchung durchgeführt (Kovacz et al. 1981).

Am Ende der Behandlungen wurden 15 der 19 aufgenommenen Patienten, die mit kognitiver Verhaltenstherapie behandelt wurden als sehr deutlich bzw. völlig gebessert beurteilt. Dasselbe Kriterium erreichen nur 5 Patienten der Imipraminbedingung. Nur teilweise oder gar nicht gebessert wurden 4 unter kognitiver Verhaltenstherapie, doch 9 unter Pharmakotherapie eingeschätzt. Die Behandlung abgebrochen hatte bei der kognitiven Verhaltenstherapie nur ein Patient, während dies 8 Patienten bei Imipramin taten. Am Ende der Katamnese zeigte sich, daß 10 der 18 vollständig untersuchten Patienten durch kognitive Verhaltenstherapie das ganze Jahr über weitgehend symptomfrei blieben. 8 Patienten litten immer wieder unter depressiven Symptomen oder waren chronisch krank. In der Imipraminbehandlung blieben 6 Patienten symptomfrei, wohingegen 11 Patienten weiterhin Symptome bzw. chronische Verläufe zeigten. Diese Ergebnisse werden üblicherweise interpretiert als Hinweis auf die Überlegenheit der kognitiven Verhaltenstherapie gegenüber Antidepressivatherapie. Zweifellos setzte die Studie Standards und stellte die Weichen für zahlreiche Nachfolgestudien, doch waren angesichts einiger methodischer Mängel (u. a. keine unabhängige Diagnostik, bereits frühzeitiges Ausblenden der Imipramintherapie) zunächst noch keine weitreichenden Schlußfolgerungen erlaubt.

Blackburn et al. (1981) führten eine erweiterte Replikation dieser ersten Arbeit durch. Die depressiven Patienten wurden in der Poliklinik der Universitätsnervenklinik oder in Praxen niedergelassener Nervenärzte entweder mit kognitiver Verhaltenstherapie, mit Antidepressiva (nach Wahl des behandelnden Arztes, doch fast ausschließlich wurde Amitriptylin oder Clomipramin bis 150 mg/d verordnet) oder mit der Kombination beider Verfahren über 12 Wochen behandelt. Insgesamt 64 Patienten mit einer Major Depression (davon 27 endogener Subtyp) nach den Forschungsdiagnosekriterien wurden aufgenommen und inzwischen auch zwei Jahre nach Behandlungsende nachuntersucht (Blackburn et al. 1986).

Bei den Patienten, die in der universitären Poliklinik behandelt wurden, zeigten sich in der Selbstbeurteilung und in der Fremdbeurteilung zwischen den drei Behandlungen keine Unterschiede. In den Arztpraxen erwies sich die Antidepressivatherapie jedoch als deutlich schlechter als die kognitive Verhaltenstherapie bzw. die Kombinationsbehandlung. Die Unterteilung der Patienten nach dem Vorliegen einer endogenen bzw. einer nichtendogenen Depression erbrachte dieselben Ergebnisse. Kognitive Verhaltenstherapie erwies sich auch bei diesen Patienten als wirksam. Einen Rückfall bzw. das Wiederauftreten der Depression in dem 2jährigen Nachkontrollzeitraum erlitten 78 % der mit Antidepressiva behandelten Patienten, doch nur 23 % bzw. 21 % der mit kognitiver Therapie bzw. der Kombinationstherapie behandelten Patienten. Zwei Jahre nach Behandlungsende konnten daher bei Anwendung kognitiver Verhaltenstherapie weiterhin deutlich mehr Patienten als gesund (BDI < 8 und HAMD < 9 Punkte) eingestuft werden, als unter der alleinigen Pharmakotherapie.

Murphy et al. (1984) führten einen weiteren kontrollierten Vergleich mit kognitiver Verhaltenstherapie, Antidepressiva (Nortriptylin bis zu einem Serumspiegel zwischen 50 und 150 ng/ml), der Kombination von kognitiver Verhaltenstherapie und Nortriptylin sowie der Kombination von kognitiver Verhaltenstherapie plus Plazebomedikation durch. Die Behandlungen an insgesamt 87 unipolar depressiven Patienten (DSM III-Kriterien) gingen über 16 Wochen Einzelbehandlungen, wobei alle zwei Wochen Serumspiegelkontrollen durchgeführt wurden. Alle Behandlungsbedingungen bewirkten bedeutsame und relevante Symptomreduktionen über die Zeit, ohne daß zwischen den vier Therapien Unterschiede festzumachen waren. Unterschiede ergaben sich jedoch bezüglich der Responderraten und den daraus sich ergebenden weiteren Krankheitsverläufen. Legte man als Besserungskriterium den BDI-Wert < 10 Punkten an, dann erzielte die Kombinationsbehandlung (kognitive Verhaltenstherapie plus Nortriptylin) mit 78 % eine deutlich höhere Quote als die jeweiligen Einzelbehandlungen (52 % bzw. 55 %). Während des 1jährigen Nachkontrollzeitraums (Simons et al. 1986) traten bei 64 % der nur mit Nortriptylin behandelten Patienten ein Rezidiv auf, während dies bei den mit kognitiver Verhaltenstherapie behandelten Patienten nur in 18 % bzw. 20 % der Fälle eintrat. Kein Patient, der mit einem BDI-Wert < 4 Punkten aus der Verhaltenstherapie entlassen wurde, rezidivierte im darauffolgenden Jahr, während dies auch hier für nahezu 2/3 der nur mit Antidepressiva behandelten Patienten trotz der ursprünglichen Besserung galt. Kognitive Verhaltenstherapie schützt offensichtlich weit besser vor Rückschlägen als Pharmakotherapie.

Die Vergleichsstudie des National Institute of Mental Health (Elkin et al. 1985; Elkin et al. 1989) berücksichtigte neben der kognitiven Verhaltenstherapie als weitere psychotherapeutische Intervention die Interpersonale Psychotherapie (Klerman et al. 1984) und unter Doppelblindbedingungen entweder Imipramin (150–300 mg/d) oder Plazebo jeweils ergänzt durch intensives und aufwendiges klinisches Management (Erklärung, Betreuung, Zuwendung, Unterstützung durch den behandelnden Arzt). An drei Behandlungszentren wurden insgesamt 239 depressive Patienten (Major Depression nach DSM III) aufgenommen, wovon 155 weitgehend protokollgerecht bis zum Ende der 16wöchigen Behandlungen in der Studie verblieben. Bei den bislang vorliegenden Ergebnissen zum Prä-Post-Vergleich, bezogen auf die Selbstbeurteilungsmaße und die Fremdbeurteilungen fällt zunächst die hohe und zu den drei aktiven Interventionen vergleichbare Wirk-

samkeit der Plazebobedingung auf. Dieser Effekt mag auf zumindest
2 Einflüsse zurückzuführen sein, nämlich zum einen die im Mittel
letztlich doch nicht sehr schwer depressiv beeinträchtigten depressiven Patienten, zum anderen die während den vier Monaten erfolgte,
wöchentlich zumindest einmal stattfindende individuelle Zuwendung,
Unterstützung und Aufmerksamkeit des behandelnden Arztes (das
„Clinical Management"). Legt man ein Besserungskriterium von
BDI < 9 Punkten und HAMD < 6 Punkten an, dann ist der Anteil
der deutlich gebesserten Patienten in den 3 aktiven Behandlungsbedingungen jedoch höher als unter Plazebo. Die beiden Psychotherapien sind in ihrer Wirksamkeit dem Imipramin (plus Clinical Management) in jedem Fall vergleichbar. Unterteilt man die Patienten in
schwer depressiv beeinträchtigte und weniger schwer depressiv
beeinträchtigte Patienten, dann sind die vier Interventionen bei der
letztgenannten Gruppe gleich wirksam. Bei den schwer depressiven
Patienten fällt die Plazebobedingung deutlich ab, die beiden Psychotherapien sind signifikant wirksamer als das Plazebo, doch gleichzeitig bezogen auf die Hamilton-Depressionsskala signifikant weniger
wirksam als das Antidepressivum. Dieses Ergebnis deckt sich
zunächst mit vielen klinischen Erfahrungen und Eindrücken, wonach
vor allem die schwer depressiv beeinträchtigten Patienten von einer
Pharmakotherapie gut und deutlich profitieren, während bei den
weniger stark beeinträchtigten Patienten die mit dem Medikament
verbundenen Nebenwirkungen im Vordergrund stehen, den Zustand
eher nachteilig beeinflussen und dann meist auch für frühzeitige
Abbrüche verantwortlich sind. Betrachtet man jedoch anstelle der
Hamilton-Depressionsskala die „Global Assessment Skala" als anderes Fremdbeurteilungsmaß, dann ist dieser Wirkunterschied zwischen
Imipramin und Psychotherapie bei den schwer depressiven Patienten
nicht nachweisbar. Inzwischen liegen Ergebnisse zu dem 18monati-
gen Nachkontrollzeitraum dieser Studie vor (Shea et al. 1992).
Dabei erweist sich zur 1-Jahreskatamnese die kognitive Verhaltenstherapie den drei anderen Interventionen bezogen auf die Anzahl
der Rezidive als deutlich überlegen. Nach 1 1/2 Jahren verliert sich
dieser Unterschied und alle 4 Bedingungen sind in der Rezidivrate
vergleichbar. In Bezug auf das Ausmaß während der Katamnese
erhaltener Behandlungen wegen depressiven Beschwerden ergibt sich
jedoch weiterhin ein bedeutsamer Unterschied, indem die Patienten,
die mit kognitiver Verhaltenstherapie behandelt worden waren, weitaus weniger Behandlungen (Anzahl, Art und Dauer) aufsuchen und
erfahren. Besonders wichtig bei den Ergebnissen ist, daß angesichts
der 50% Rezidive in den 18 Monaten Katamnese die 16wöchigen

Interventionen als insgesamt zu kurz und nicht ausreichend zu beurteilen sind. McLean (1991) berichtete über eine 2 1/4jährige Nachuntersuchung (McLean u. Hakstian 1990) einer Therapiestudie (McLean u. Hakstian 1979), die an 191 depressiven Patienten (Major Depression nach den St. Louiskriterien) kognitive Verhaltenstherapie, Amitriptylin (150 mg/d), Entspannung und eine nichtdirektive, unterstützende Psychotherapie verglich. Dabei zeigte sich, daß nach diesem relativ langen Zeitraum noch 65% der mit Verhaltenstherapie behandelten Patienten in einem als unauffällig zu bezeichnenden Bereich ihrer aktuellen Befindlichkeit (BDI < 12 Punkte) lagen, während die 3 anderen Therapien lediglich Werte zwischen 25% und 35% erreichten. McLean reanalysierte seine Daten auch dahingehend, in welcher Weise die bei der zuvor genannten Studie gemachte Unterteilung in leichte bzw. mäßig depressive (Eingangs-BDI < 28 Punkte) und schwer depressive (Eingangs-BDI > 28 Punkte) Patienten Unterschiede bezüglich des Effekts der vier untersuchten Behandlungen erbringt. Die Ergebnisse widersprechen der NIMH-Studie und zeigen, daß bei den schwer depressiven Patienten die Verhaltenstherapie und die Pharmakotherapie den beiden „unspezifischen" Interventionen deutlich überlegen sind, und daß zwischen dem Amitriptylin und der Verhaltenstherapie kein Wirkunterschied nachzuweisen ist. Interessant sind dabei auch der Vergleich der Abbrecherzahlen, bei den leichter depressiven Patienten brechen fast 53% der Patienten unter Antidepressiva die Behandlung vorzeitig ab, während die drei „psychologischen" Therapien Abbruchraten zwischen 8% und 15% erreichen. Bei den schwerer depressiven Patienten dreht sich das Bild um, hier brechen 47% bzw. 64% der Patienten die „unspezifischen" Behandlungen ab, während nun die Pharmakotherapie lediglich 15% Abbrecher zu verzeichnen hat und in der Verhaltenstherapie die Abbruchzahlen mit 5% weiterhin am niedrigsten bleiben. McLean folgert daraus, daß Verhaltenstherapie bei weniger schwer und bei schwer depressiven Patienten, vor allem auch unter Berücksichtigung des günstigen langfristigen Verlaufs, indiziert und wirksam ist, während die Pharmakotherapie bei leichter depressiven Patienten – wegen den Nebenwirkungen verständlicherweise – zu massiven Behandlungsabbrüchen führt und daher dort weniger geeignet erscheint. Bei den schwer depressiven Patienten liegt der Indikationsbereich des Antidepressivums, doch kann es keine Überlegenheit gegenüber der Verhaltenstherapie für sich in Anspruch nehmen, sondern muß im langfristigen Verlauf hier sogar mit höheren Rezidiven rechnen.

Hollon et al. (1992) nahmen 107 nichtpsychotische, unipolar depressive Patienten in drei mögliche Bedingungen auf. Die Patienten erhielten zufällig über 12 Wochen ambulant entweder kognitive Verhaltenstherapie, Imipramin (150–300 mg/d) oder eine Kombination aus beiden bewährten Behandlungen. Die Ergebnisse an 64 komplett dokumentierten Patienten erbrachten keinerlei Unterschiede zwischen den drei Behandlungen. Alle drei waren sehr wirksam, die Kombination erwies sich den beiden Einzelbehandlungen als nicht überlegen. Der mittlere BDI-Wert reduzierte sich von ursprünglich 30 Punkten auf acht Punkte und der mittlere HAMD-Wert von knapp 25 Punkten ebenfalls auf acht Punkte. Die Imipraminbedingungen brachen 44 % der Ausgangsgruppe ab, während die beiden anderen Bedingungen mit jeweils 36 % Abbrechern etwas besser abschnitten. Über den 2jährigen Nachkontrollzeitraum rezidivierten in der Pharmakobehandlung 55 %, während durch kognitive Verhaltenstherapie die Rückfallrate auf 15 % reduziert werden konnte (Evans et al. 1992). Eine Teilgruppe dieser Studie wurde über ein Jahr nach Therapieende weiter mit Imipramin behandelt. Durch diese Dauermedikation konnten zwar die Rückfallzahlen auf dem Niveau der Verhaltenstherapie gehalten werden, doch stiegen die Rückfallraten nach Absetzen dieser Medikation deutlich an und erreichten mit 32 % Rezidiven (bei der 2-Jahreskatamnese) fast das Niveau der Imipramingruppe ohne Dauermedikation.

Thase et al. (1991) untersuchten den Einfluß der Schwere depressiver Symptomatik und der endogenen Symptomatik bezüglich des Ansprechens auf kognitive Verhaltenstherapie. Die insgesamt 59 behandelten endogen-depressiven Patienten wurden in 38 schwer depressive und 21 weniger schwer depressive Patienten (Beurteilungsgrundlage war die Hamilton-Fremdbeurteilungsskala) eingeteilt. Alle Patienten wurden über 16 Wochen alleine mit kognitiver Verhaltenstherapie behandelt. Es zeigte sich, daß diese endogen depressive Gruppe erfolgreich durch die psychologische Intervention behandelt werden konnte. Die Schwere der Eingangssymptomatik nimmt insofern Einfluß, als die schwerer depressiven Patienten auch nach 16 Wochen Therapie als stärker symptomatisch eingestuft werden, wobei die Unterschiede jedoch die statistische Signifikanzgrenze verfehlen. Die Anzahl erfolgreich behandelter Patienten ist bei den weniger schwer depressiven Patienten mit 81 % höher als die 50 % bei den schwer depressiven Patienten. Die Autoren folgern, daß offensichtlich die kognitive Verhaltenstherapie auch bei dieser besonderen Gruppe depressiver Patienten wirkt, daß jedoch die Schwere der Krankheit längere, umfassendere und intensivere therapeutische Bemühungen als hier durch die 16 Wochen kognitive Verhaltenstherapie erfordere.

Aktuelle eigene Vergleichsuntersuchungen

Zwei noch unveröffentlichte eigene Vergleichsstudien (Hautzinger et al. 1992a; de Jong-Meyer et al. 1992) verglichen Amitriptylin (150 mg/d) und kognitive Verhaltenstherapie alleine oder in Kombination mit dem Pharmakon bei unipolar endogen depressiven Patienten (ICD 9 und DSM III-R Kriterien) bzw. bei unipolar depressiven Patienten unter Ausschluß der Melancholiepatienten (DSM III-R Kriterien Major Depression oder Dysthymie). Insgesamt wurden 156 endogen depressive Patienten und 191 nichtendogen depressive Patienten aufgenommen. Das besondere an diesen Arbeiten ist die Berücksichtigung von voll stationären, regulären Psychiatriepatienten (während des gesamten Behandlungszeitraums) und von ambulanten Psychiatriepatienten. Außerdem wurde die Pharmakotherapie ergänzt durch regelmäßige, klar spezifizierte unterstützende, erklärende Zuwendung und Betreuung durch den Arzt bzw. Psychologen. Die Behandlungen gingen über acht Wochen bei 3mal wöchentlichen Therapeutenkontakten, wobei die Therapie jeweils einstündig war und die unterstützenden Arztgespräche jeweils 20–30 min dauerten. Da die Auswertung dieser beiden Studien noch laufen, sind die Ergebnisse noch als vorläufig anzusehen (Abb. 2, 3).

Alle Behandlungsbedingungen reduzieren die depressive Symptomatik über die Behandlungszeit auch klinisch signifikant, wobei die nach den acht Wochen erreichten Endwerte im Vergleich zur internationalen Literatur mit z. T. doppelt so langen Behandlungszeiträumen um 2–3 Punktwerte höher liegen. Das Behandlungssetting spielt keine Rolle, sowohl ambulante als auch stationäre Patienten profitieren von allen Behandlungen gleich gut, lediglich sind die stationär behandelten Patienten schwerer depressiv beeinträchtigt und bleiben dies auch bei Behandlungsende. Die Kombination aus Verhaltenstherapie und Pharmakotherapie erbringt keine Vorteile. Am Ende der Einjahreskatamnese konnten in den Bedingungen, in denen kognitive Verhaltenstherapie zum Einsatz kam, die Erfolge gehalten werden, während die Amitriptylingruppe (ergänzt durch die unterstützenden Gespräche) sich wieder verschlechterte. Möglicherweise ergeben sich zwischen stationären und ambulanten Patienten im weiteren Verlauf jedoch Unterschiede.

Auch aus unseren Daten geht – wenn auch noch mit Vorbehalt – hervor, daß die kognitive Verhaltenstherapie im Vergleich zur Antidepressivatherapie eine zumindest gleichwirksame Behandlungsalternative für depressive Patienten ist. Vorteile für kognitive Verhaltenstherapie ergeben sich aus der Katamnese. Insbesondere ambulante

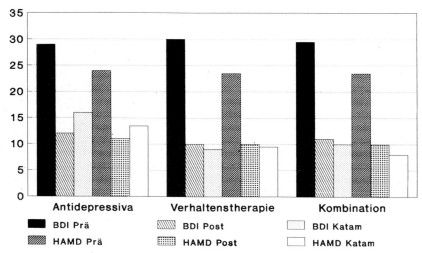

Abb. 2. Selbst- (BDI) und Fremdbeurteilung (HAMD) depressiver Symptomatik vor (T 1) und nach (T 3) der entweder stationären oder ambulanten Behandlung mit Amitriptylin plus unterstützende Gespräche, kognitiver Verhaltenstherapie oder einer Kombination beider Verfahren und am Ende der 1-Jahreskatamnese (T 5). (Nach Hautzinger et al. 1992)

Patienten sind durch die alleinige oder kombinierte Anwendung dieser psychologischen Methode deutlich besser dran und asymptomatischer. Es zeigt sich ferner, daß der nur 8wöchige Behandlungszeitraum zu kurz ist, was sich insbesondere bei den schwerer depressiven Patienten zeigt. Durch eine Verlängerung, möglicherweise auch gestreckt über ein halbes oder ganzes Jahr mit immer längeren Zeiträumen zwischen den Behandlungssitzungen, dürfte eine weitere Symptomreduktion und eine bessere Rezidivprophylaxe gelingen.

Dies konnten Frank et al. (1990) zeigen, indem durch die Anwendung von Psychotherapie bei aufgrund einer Antidepressivatherapie als remittiert entlassenen depressiven Patienten mögliche Rückfälle bzw. erneute depressive Phasen über den 3jährigen Nachuntersuchungszeitraum deutlich verringert und hinausgeschoben werden konnten. Diese Befunde stehen in Einklang mit den z. T. über mehrere Jahre gehenden Katamnesen oben dargestellter Arbeiten von z. B. Blackburn et al. (1982); McLean et al. (1990); Shea et al. (1992); Evans et al. (1992).

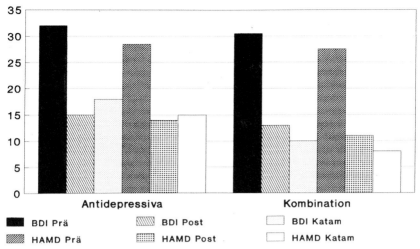

Abb. 3. Selbst- (BDI) und Fremdbeurteilung (HAMD) depressiver Symptomatik bei endogen depressiven Patienten vor (T1) und nach (T3) der Behandlung (ambulant oder stationär) mit Amitriptylin plus unterstützenden Gesprächen oder kognitiver Verhaltenstherapie plus Amitriptylin und am Ende der 1-Jahreskatamnese (T5). (Nach deJong-Meyer et al. 1992)

Schlußfolgerungen

Mit der kognitiven Verhaltenstherapie steht eine effiziente psychologische Behandlungsmöglichkeit bei unipolaren Depressionen, einsetzbar offensichtlich unabhängig von deren Schweregrad, zur Verfügung. Das Ausmaß damit zwischen 8 und 16 Wochen erreichbarer Symptomreduktion steht der antidepressiven Pharmakotherapie in nichts nach. Die Anzahl der Behandlungsabbrecher und der Verweigerer ist bei der Pharmakotherapie deutlich höher als bei den psychologischen Therapien. Die Kombination aus Psychotherapie und Pharmakotherapie zeigt keine additiven oder anderweitig über die Wirkung der Einzeltherapien hinausgehenden vorteilhaften Effekte. Bei Melancholien (endogene Depressionen) gelingt – nach den wenigen bislang vorliegenden Erfahrungen mit alleiniger Anwendung von kognitiver Verhaltenstherapie (Blackburn et al. 1982; Thase et al. 1991) eine vergleichbare und ähnlich rasche Symptomreduktion. Doch hier sind weitere kontrollierte Untersuchungen erforderlich, bevor berechtigte Schlußfolgerungen gezogen werden können.

Die Vorteile der Psychotherapie werden in Nachuntersuchungen erst richtig deutlich. Depressive Patienten, die mit kognitiver Verhaltenstherapie behandelt wurden, haben weniger Rezidive, damit weniger Kontakt mit Therapeuten, weniger bzw. weniger lange zwischenzeitliche Behandlungen und können die Zeit bis zu einer erneuten depressiven Episode deutlich hinausschieben.

Merkmale einer wirksamen Psychotherapie bei Depressionen

Die Wirkmechanismen dieser erfolgreichen psychotherapeutischen Depressionsbehandlung sind noch weitgehend unbekannt. Aus den bisher dargestellten Ergebnissen lassen sich jedoch folgende offensichtliche Aspekte einer wirksamen Psychotherapie herausarbeiten:

1. Begründungen geben, theoretisches Modell vermitteln (z. B. zum Zusammenhang von Verhalten, Denken und Fühlen), was aktiven Therapeuten erfordert;
2. Toleranz für depressive Beschwerden entwickeln (z. B. trotz Schlaflosigkeit etwas tun, Ablenkungen von trüben Gedanken);
3. Strukturiertheit des Vorgehens, z. B. bei der Bearbeitung bestimmter Probleme, bei der Therapiedurchführung, des Behandlungsprogramms;
4. Kooperation und Mitarbeit des Patienten (z. B. beim Realitätstesten, Ausprobieren, Übungen zwischen den Sitzungen);
5. Problemorientierung und Problemlösungsansatz (z. B. nicht die Depression wird behandelt, sondern konkrete Probleme, die mit der Depression verbunden sind oder dahin geführt haben);
6. Schwerpunkt liegt auf (eigener) Aktivität des Patienten (insbesondere angenehme, soziale Aktivitäten);
7. Selbstkontrolle der negativen Gedanken und Überzeugungen (z. B. Beobachtung, Zusammenhänge erkennen, Alternativen erarbeiten, Erprobung und neue Erfahrungen mit den neuen Gedanken und differenzierteren, flexibleren Überzeugungen);
8. Fokus auf dem Aufbau von Fertigkeiten zur Überwindung von Schwierigkeiten, verbunden mit der Steigerung der Selbstwirksamkeitsüberzeugung;
9. Vorbereitung auf Krisen, Verschlechterungen und Rückfälle;
10. Einbezug des Lebenspartners und der Familie.

Zukünftige Forschungsaufgaben und Perspektiven

Es wäre verfrüht, anzunehmen, daß die konsistenten Befunde der letzten Jahre dafür sprechen, bereits einen Erkenntnisstand erreicht zu haben, der durch weitere Forschungen in diesem Bereich nicht weiter ausgebaut werden könnte. Mir erscheint ganz im Gegenteil insbesondere durch die Tatsache, daß wir wenig über die Wirkmechanismen (nicht nur) der Psychotherapie bei (unterschiedlichen Formen der) Depressionen wissen und daß für so wichtige Bereiche wie Rückfallprophylaxe, Behandlung älterer depressiver Patienten oder depressiver Kinder und Jugendlicher kaum bzw. keine wissenschaftlichen Untersuchungen existieren, weiterhin dringender Handlungsbedarf geboten. Die folgenden Punkte fassen stichwortartig sinnvolle, mögliche und wichtige Forschungsperspektiven bei der Behandlung depressiver Erkrankungen zusammen:

1. Untersuchungen, verbunden mit evtl. Adaptation der kognitiven Verhaltenstherapie unter alltäglichen Praxisbedingungen der Klinik und der Ambulanz.
2. Systematische Ausweitung auf und kontrollierte Studien an depressiven älteren Patienten.
3. Erarbeitung, Erprobung und kontrollierte Untersuchungen kognitiv-verhaltenstherapeutischer Ansätze bei Kindern und Jugendlichen mit Depressionen.
4. Kontrollierte Untersuchungen der verhaltenstherapeutischen Möglichkeiten bei endogen depressiven Patienten, insbesondere Berücksichtigung von Behandlungsgruppen ohne gleichzeitige Anwendung von Psychopharmaka.
5. Systematische Anwendung und kontrollierte Untersuchungen zur Wirkung von kognitiver Verhaltenstherapie in der Nachsorge bzw. der Rezidivprophylaxe depressiver Episoden als Ergänzung bzw. Alternative zur Dauermedikation.
6. Fortgesetzte Bemühungen um Indikatoren und Prädiktoren auf unterschiedlichsten Ebenen (z. B. nosologisch, psychologisch, somatisch, soziodemographisch) für Verhaltenstherapie, verbunden mit der Untersuchung von therapiebedingten Veränderungen auf den verschiedensten Ebenen (z. B. endokrinologische, motorische, chronobiologische, psychophysiologische, neben den symptomatologischen und subjektiven Variablen).

Literatur

Beck AT, Rush AJ, Shaw BF, Emery G (1992) Kognitive Therapie der Depression, 3. Aufl. Psychologie Verlags Union, Weinheim

Blackburn IM, Bishop S, Glen AIM, Whalley LJ, Christie JE (1981) The efficacy of cognitive therapy in depression: A treatment trial using cognitive therapy and pharmacotherapy, each alone and in combination. Br Psychiatry 139:181–189

Blackburn IM, Eunson KM, Bishop S (1986) A two-year naturalistic follow-up of depressed patients treated with cognitive therapy, pharmacotherapy, and a combination of both. J Affective Disord 10:67–75

Conte HR, Plutchik R, Wild KV, Karasu TB (1986) Combined psychotherapy and pharmacotherapy for depression: A systematic analysis of the evidence. Arch Gen Psychiatry 43:471–479

DeJong-Meyer R, Hautzinger M, Rudolf GAE, Strauss W (1992) Die Effektivität einer Kombination von verhaltenstherapeutisch-kognitiver und medikamentöser Behandlung bei ambulanten und stationären endogen depressiven Patienten. In: Montada L (Hrsg) Bericht über den 38. Kongreß der Deutschen Gesellschaft für Psychologie. Hogrefe, Göttingen

Dobson KS (1989) A meta-analysis of the efficacy of cognitive therapy for depression. J Consult Clin Psychol 57:414–419

Elkin I, Parloff MB, Hadley SW, Autry JH (1985) NIMH treatment of depression collaborative research program. Arch Gen Psychiatry 42:305–316

Elkin I, Shea MT, Watkins JT et al. (1989) NIMH treatment of depression collaborative research program: 1. General effectiveness of treatments. Arch Gen Psychiatry 46:971–982

Evans MD, Hollon SD, DeRubeis RJ, Piasecki JM, Grove WM, Garvey MJ, Tuason VB (1992) Differential relapse following cognitive therapy and pharmacotherapy for depression. Arch Gen Psychiatry 49:802–808

Frank E, Kupfer DJ, Perel JM et al. (1990) Three-year outcome for maintenance therapies in recurrent depression. Arch Gen Psychiatry 47:1093–1099

Hautzinger M (1993) Kognitive Verhaltenstherapie und Pharmakotherapie bei Depressionen im Vergleich. Verhaltenstherapie 3:im Druck

Hautzinger M, deJong-Meyer R, Treiber R (1992a) Eine multizentrische Therapiestudie zum Vergleich von verhaltenstherapeutischer und medikamentöser Therapie bei neurotisch-depressiven Patienten unter ambulanter oder stationärer Behandlung. In: Montade L (Hrsg) Bericht über den 38. Kongreß der Deutschen Gesellschaft für Psychologie in Trier. Hogrefe, Göttingen

Hautzinger M, Stark W, Treiber R (1992b) Kognitive Verhaltenstherapie bei Depressionen, 2. Aufl. Psychologie Verlags Union, Weinheim

Hollon SD, Shelton RC, Loosen PT (1991) Cognitive therapy and pharmacotherapy for depression. J Consult Clin Psychol 59:88–99

Hollon SD, DeRubeis RJ, Evans MD, Wiemer MJ, Garves MJ, Grove WM, Tuason VB (1992) Cognitive therapy and pharmacotherapy for depression. Singly and in combination. Arch Gen Psychiatry 49:774–781

Klerman GL, DiMascio A, Weissman MM, Prusoff B, Paykel ES (1974) Treatment of depression by drugs and psychotherapy. Am J Psychiatry 131:186–191

Klerman GL, Weissmann MM, Rounsaville B, Chevron E (1984) Interpersonal psychotherapy of depression. Basic Books, New York

Kovacz M, Rush AJ, Beck AT, Hollon SD (1981) Depressed outpatients treated with cognitive therapy or pharmacotherapy. Arch Gen Psychiatry 38:33–39

McLean PD (1991) Treatment choices in unipolar depression: What are the key ingredients? Vortrag vor der 21. Tagung der European Association for Behavior Therapy, Oslo

McLean PD, Hakstian AR (1979) Clinical depression: Comparative efficacy of outpatient treatments. J Consult Clin Psychol 47:818–836

McLean PD, Hakstian AR (1990) Relative endurance of unipolar depression treatment effects: Longitudinal follow-up. J Consult Clin Psychol 58:482–488

Murphy GE, Simons AD, Wetzel RD, Lustman OJ (1984) Cognitive therapy and pharmacotherapy, singly and together in the treatment of depression. Arch Gen Pschiatry 41:33–41

Robinson L, Berman JS, Niemeyer RA (1990) Psychotherapy of depression: A comprehensive review of controlled outcome research. Psychol Bull 108:30–49

Rush AJ, Beck AT, Kovacz M, Hollon SD (1977) Comparative efficacy of cognitive therapy and pharmacotherapy in the treatment of depressed outpatients. Cognitive Ther Res 1:17–37

Shea MT, Elkin I, Imer SD et al. (1992) Course of depressive symptoms over follow-up. Findings from the NIMH treatment of depression collaborative research program. Arch Gen Psychiatry 49:782–787

Simons AD, Murphy GE, Levine JE, Wetzel RD (1986) Cognitive therapy and pharmacotherapy for depression: Substained improvement over one year. Arch Gen Psychiatry 43:43–49

Thase ME, Simons AD, Cahalane J, McGeary J, Harden T (1991) Severity of depression and response to cognitive behavior therapy. Am J Psychiatry 148:784–789

Diskussion

LEITUNG: EBERHARD LUNGERSHAUSEN

Diskutanten: ARND BAROCKA, Erlangen
MARTIN HAUTZINGER, Mainz
HANS HEIMANN, Tübingen
SIEGFRIED KASPER, Bonn
EBERHARD LUNGERSHAUSEN, Erlangen
VOLKER MALZACHER, Stuttgart
HELMUT REMSCHMIDT, Marburg

LUNGERSHAUSEN:

Vielen Dank, Herr Hautzinger, für diesen Überblick über Wesen und Erfolge der kognitiven Verhaltenstherapie und ihre interessanten Befunde. Ich muß leider sagen, daß sich in unserem Symposium so etwas wie eine Negation der Zeit entwickelt. Dennoch, einige Minuten wollen wir uns der Diskussion widmen.

BAROCKA:

Mit den Befunden, die Sie präsentiert haben, muß in der Klinik gearbeitet werden. Dabei ist es ein Unterschied, ob man aus einer Studie signifikante und in sich schlüssige Ergebnisse bekommt, oder Ergebnisse, die auch Hilfen für die Entscheidung zur Therapie geben. Ich fand, daß auf das, was Sie uns gezeigt haben, eher das erstere zutraf und zwar deshalb, weil man den Eindruck gewinnt, es sei egal, ob man kognitiv-therapeutisch oder medikamentös behandelt. Die Behandlungsergebnisse waren eigentlich immer gleich. Dem widerspricht die Erfahrung, die auch von kognitiven Therapeuten berichtet wird, daß es eine schwere Form der Depression gibt, bei der die kognitive Therapie den Patienten nicht erreicht und daß es eine leichte Form oder ein Nichtvorhandensein der Depression gibt, einen Zustand der Depressionsfreiheit, in dem beim Patienten keine Moti-

vation zu einer Therapie herstellbar ist und diese insofern sinnlos
wird; und daß man den besten Ansatz in einer Zwischenform findet,
für die wahrscheinlich die neurotische Depression der ICD 9 ein gutes
Maß ist. Aber all das geht aus diesen Untersuchungen, die methodisch
ganz ausgezeichnet sind, nicht hervor.

HAUTZINGER:

Natürlich gibt es Patienten – wir haben ja auch Zahlen, die hier
gezeigt wurden – die auf egal welche Behandlung, ob interpersonelle
Psychotherapie, kognitive Verhaltenstherapie oder medikamentöse
Behandlung, nicht reagieren. Ich kenne auch Patienten, die ich mit
den Methoden nicht erreiche. Es ist ein methodisches Problem, das
darin liegt, daß derartige Studien, wie wir sie durchgeführt haben,
immer mit solchen Abgrenzungen von gewissen Patienten leben müssen. Die Patienten, die Sie ansprechen, erfüllen vermutlich die Kriterien nicht, die wir haben, um sie in die Studie aufzunehmen: sie sind
entweder nicht motiviert, uns die Einverständniserklärung zu unter-
schreiben, sie lassen sich nicht randomisieren und eine ganze Reihe
anderer Kriterien mehr. Das ist sicherlich ein großes Problem. Ich
hätte die Patienten, die bei uns tatsächlich aufgenommen wurden,
sehr genau beschreiben können. Aber solche Studien sind wichtig,
weil damit eine ganze Reihe auch klinisch-praktischer Dinge transpor-
tiert werden, nämlich wie kann man die Aufgabe angehen, wie ist der
Prozentsatz von Patienten, den man erreichen kann, usw. Inzwischen
sind Tausende von Patienten in zahlreichen Studien sowohl ambulant
als auch stationär behandelt worden. Das ist wichtig. Daneben gibt es
eine ganze Reihe anderer Aspekte wie die Endogenität oder die
Schwere der Depression, die zu berücksichtigen sind. Entsprechende
Studien zeigen, daß die Schwere, operationalisiert an einem Eingangs-
wert im BDI oder Hamilton, der natürlich nur eine bestimmte Festle-
gung darstellt, offensichtlich keinen Einfluß übt. Bei der NIMH-Studie war ein Einfluß nachweisbar. Man muß auch dies wieder relativie-
ren, nachdem es inzwischen mindestens 3 Replikationen gibt, die den
Einfluß nicht zeigen können, wir auch nicht.

KASPER:

Die angloamerikanischen und die deutschen Studien weichen in einigen Punkten voneinander ab. Könnten die positiven Ergebnisse der
anglo-amerikanischen Studien aus einem „Assessment-Bias" entstanden sein, in dem Sinne, daß gerade ein spezifisches Klientel für diese
Plazebostudien herangezogen wurde?

Die zweite Frage geht in die Richtung von Herrn Joraschky. Ich würde als Kliniker vor der Aussage warnen, daß Antidepressiva ebenso gut sind wie kognitive Therapie bei der Behandlung der akuten Depression. Wir haben gehört, daß es unterschiedliche Formen von Depressionen gibt: diese müßten erst unterschieden werden. Würden Sie eine differentielle Auswertung machen, durch die natürlich die Fallzahl wieder kleiner wird und ein neues Problem auftauchen würde, kämen wahrscheinlich unterschiedliche Ergebnisse heraus.

HAUTZINGER:

Zu dem ersten eindeutig ja: ich glaube schon, daß es dort Verzerrungen gibt.

Zum zweiten kann ich auch nichts dagegen sagen. Natürlich müssen wir damit leben, daß es vermutlich auch Subgruppen gibt, die wir mit Verhaltenstherapie nicht erreichen. Aber aufgrund der Daten und mit den notwendigen Einschränkungen habe ich mir am Ende erlaubt, zusammenfassend und etwas provozierend in den Raum zu stellen, aus diesen Studien die Schlußfolgerung zu ziehen, daß VT den Antidepressiva vergleichbar ist. Es ist in diesem Zusammenhang immer wieder notwendig, Subgruppen genauer zu analysieren. Dies haben wir bei unseren Studien längst noch nicht gemacht. Wir haben hoffentlich genügend Patienten für diese Subgruppen. Wir konnten z. B. keine biologischen Parameter mit berücksichtigen, ein großer Mangel. Es gibt dazu einige Hinweise aus neueren amerikanischen Studien. Hier bleibt noch endlos viel zu tun. Ich will nicht behaupten, daß man das abschließend sagen kann, aber die Evidenz geht in Richtung meiner Folgerung.

REMSCHMIDT:

Ich finde solche Untersuchungen notwendig und auch sehr sinnvoll. Es ist auch schön, wenn Sie so optimistisch sind. Nur meine ich, Ihre Schlußfolgerungen waren nicht ganz durch die Daten gedeckt. Sie haben bewußt provokativ formuliert, aber wenn ich die Ergebnisse recht verfolgt habe, ist dieser Optimismus nicht ganz gerechtfertigt. Es ist gut, wenn man ihn hat – für weitere Studien.

Ein zweiter Punkt ist die Frage, wann man Erfolg mißt. Das ist ein sehr ernstes und wichtiges Problem, und viele Studien haben, auch mit anderen Methoden, gezeigt, daß der Erfolg bei Therapieende nicht sein Maximum erreicht – das ist in der angelsächsischen Literatur als Sleeper-Effekt mehrfach beschrieben worden. Ich glaube, daß die

Katamnese ganz besonders wichtig ist, da man bei Therapieende keinen eklatanten Erfolg findet, sondern erst später.
Und ein letzter Punkt: Ob die Psychopharmaka letztlich der kognitiven Therapie unterlegen sind, geht aus den Studien nicht hervor.
Auch nicht die Überlegenheit der Verhaltenstherapie. Sie haben das
optimistisch gesagt, aber Sie haben es nicht gezeigt.

HEIMANN:

Ich möchte dazu sagen: Die Gleichwirksamkeit kann man nicht bewei-
sen. Das ist ein wichtiges Problem auch für vergleichende Psycho-
pharmakastudien.

HAUTZINGER:

Da liegt eindeutig ein methodisches Problem. Selbst bei großen Fallzahlen müssen wir noch damit leben, daß es eigentlich viel zu wenige
sind. Ich habe bewußt vermieden, von der Überlegenheit irgendeiner
Therapieform zu sprechen – im Gegensatz zu den ursprünglichen
Studienergebnissen, die dies so provozierend getan haben. Da sehe
ich die Grenze.
Das zweite, das eigentlich Überraschende, ist die hohe Wirksamkeit
dieser „Plazebointervention" der unterstützenden Gespräche. Vergleicht man die NIMH-Studie und unsere Studien, so liegt hierin das
Provozierende. Es wird deutlich, daß es nicht die spezifischen
Aspekte, sondern offensichtlich die unspezifischen zwischenmensch-
lichen Aspekte sind, die eine Rolle spielen. Doch über die Wirkmechanismen können wir noch nichts aussagen!
Das dritte ist: Sie haben recht, daß die Katamnese das Allesent-
scheidende ist. 2-Jahreskatamnesen sind viel zu kurz.

MALZACHER:

Bei der genauen Betrachtung der zitierten amerikanischen Studien
zeigten die Scores der Hamilton-Skala Durchschnittswerte von 16–18
Punkten, wobei hier fraglich erscheint, was hier durch die Skala in
bezug auf Depression überhaupt gemessen wird. Eingangswerte für
Pharmakastudien liegen z. B. bei Werten von 18 oder 21 Punkten auf
der Hamilton-Skala. Dies sollte sicher auch berücksichtigt werden bei
der Interpretation der Ergebnisse.

HAUTZINGER:

Entscheidend ist, welche Hamilton-Skala verwendet wurde. In der Regel verwenden die Amerikaner die 17-Item Hamilton-Skala, auf der ein Wert von 16 durchaus hoch ist. Wir haben die 21-Item Hamilton-Skala verwendet. Dadurch ist das Eingangskriterium 20 hoch, aber vergleichbar.

Lassen Sie mich noch einmal betonen: für das Ergebnis ist relevant, welche Kriterien als Maßstab genommen werden: nimmt man den Hamilton-Wert oder einen anderen? Immer bekommt man unterschiedliche Ergebnisse, je nach Instrument. Aber dies ist ein anderes, z. T. sehr verwirrendes Thema.

Sicherheit und antidepressive Wirksamkeit von spezifischen Serotonin-Wiederaufnahmehemmern (SSRIs)

SIEGFRIED KASPER, GEREON HÖFLICH, HANS-PETER SCHOLL, HANS-JÜRGEN MÖLLER

Selektive Serotoninwiederaufnahmehemmer (SSRIs) stellen eine neue Klasse von Antidepressiva dar, die in den letzten 10 Jahren Eingang in die Psychiatrie gefunden haben. Diese Substanzen wurden mit dem Ziel entwickelt, im Vergleich zu trizyklischen oder tetrazyklischen Antidepressiva weniger Nebenwirkungen bzw. Komplikationen hervorzurufen. Darüber hinaus wurde für Subgruppen depressiver Erkrankungen, z. B. gehemmte bzw. somatisierte Depressionen, eine spezifische Wirksamkeit angestrebt.

Die Spezifität eines Antidepressivums ist gekennzeichnet durch den Grad der primären Beeinflussung bestimmter Neuronenverbände (z. B. serotonerge bzw. noradrenerge). Das trizyklische Antidepressivum Desipramin hemmt z. B. spezifisch die Wiederaufnahme von Noradrenalin in das präsynaptische Neuron, während Fluvoxamin oder Fluoxetin als spezifisch für die Wiederaufnahmehemmung für Serotonin angesehen werden können. Andere Antidepressiva wie z. B. Amitriptylin bzw. Imipramin wirken primär auf beide letztgenannten Neuronenverbände und darüber hinaus auch noch auf weitere.

Obwohl alle SSRIs den Hauptwirkmechanismus der Serotoninwiederaufnahmehemmung aufweisen, gibt es klinische Charakteristika, die dabei von Bedeutung sind (Tabelle 1). Das wahrscheinlich klinisch bedeutsamste Charakeristikum ist die Eliminationshalbwertzeit der Substanzen und deren aktiver Metaboliten. Diese beträgt z. B. für Fluoxetin nahezu 330 h, während sie für die anderen Serotoninwiederaufnahmehemmer in dem Bereich zwischen 15 und 30 h liegt. Die Kenntnis der Halbwertzeit ist dann von Bedeutung, wenn bei einem Patienten eine Medikamentenumstellung erforderlich ist. Von praktisch klinischer Bedeutung sind auch die gastrointestinalen Nebenwirkungen (Nausea und/oder Erbrechen), die bei 20–37 % der mit SSRIs behandelten Patienten auftraten (Rickels u. Schweizer 1990). Während frühere Studien mit Fluvoxamin eine gastrointestinale Nebenwirkungsrate von 37 % aufzeigen, findet sich eine solche in neueren

Tabelle 1. Pharmakokinetik, Dosierung und Nebenwirkungen der SSRIs

Medikament	Halb-wert-zeit (h)	Aktiver Metabolit	Metabolit Eliminations-Halbwertzeit (h)	Tägl. Dosis[a] (mg)	Nausea[b] und/oder Erbrechen (%)
Fluoxetin	70	ja	330	20	25
Fluvoxamin	15	nein	–	100–300	37 (15,7)[c]
Paroxetin	12–20	nein	–	10– 50	29
Sertralin	25	nein	–	50–200	21
Citalopram	33	nein	–	20– 60	20

[a] Bei der Behandlung depressiver Erkrankungen.
[b] Zahlen entnommen aus: Rickels u. Schweizer (1990) und Milne u. Goa (1991.
[c] Die Angabe von 37% Nausea ist der Publikation von Rickels u. Schweizer (1990) entnommen, die sich auf die Analyse von frühen Studien mit Fluvoxamin bezieht, bei denen höhere Dosen von Fluvoxamin (bis 300 mg) eingesetzt wurden. Die Angabe von 15,7% ist der Arbeit von Wagner et al. (1992) entnommen, die sich auf die Datenbasis von 24624 Patienten bezieht und bei der niedrigere Dosen Fluvoxamin (100–150 mg) eingesetzt wurden.
SSRIs: Selective-Serotonin-Reuptake-Inhibitors (Selektive Serotoninwiederaufnahmehemmer).

Publikationen lediglich in einer Größenordnung um 15% (Wagner et al. 1992). Der Unterschied liegt wahrscheinlich darin begründet, daß früher höhere Dosierungen vom Hersteller empfohlen wurden (bis 300 mg) und erst in letzter Zeit, aufgrund von spezifischen Dosiswirkungsstudien, eine Dosierung von 100–150 mg Fluvoxamin als effektiv angesehen wird.

Zur Zeit sind fünf SSRIs in Deutschland bzw. in den europäischen Nachbarländern in therapeutischer Anwendung (Fluvoxamin, Fluoxetin, Paroxetin, Sertralin und Citalopram). Die antidepressive Effektivität dieser Medikamente wurde sowohl gegen Plazebo als auch gegen Standardantidepressiva (Amitriptylin, Imipramin) geprüft. Mit nur einer Ausnahme wurde durchweg eine bessere Effektivität der SSRIs im Vergleich zu Plazebo und kein Unterschied zu den Standardantidepressiva gefunden. Bei der Beurteilung der antidepressiven Effektivität müssen jedoch verschiedene Richtlinien bedacht werden. Wenn eine Studie nicht plazebokontrolliert ist, benötigt man eine große Anzahl von Patienten, um einen Unterschied zwischen einem neuen und einem als Referenz angesehenen Medikament zu erhalten (Möller et al. 1993). Bei dem Großteil der mit SSRIs durchgeführten Studien wurden nur eine kleine Anzahl von Patienten eingeschlossen. Dadurch besteht bei der Interpretation der Daten die Möglichkeit eines Betafehlers (Typ II-Fehler), der besagt, daß zwischen den beiden Prüfsubstanzen wegen der kleinen Fallzahl kein statistisch signifikanter Unterschied zur Darstellung kommt. Es ist daher bei diesen Studien nicht möglich zu schlußfolgern, daß die SSRIs genauso effektiv sind wie Standardantidepressiva. Man kann aufgrund dieser Studien nur schließen, daß kein statistisch signifikanter Unterschied zwischen den beiden Behandlungsmodalitäten dargestellt werden konnte.

Die antidepressive Effektivität der SSRIs

Die antidepressive Effektivität der SSRIs wurde am besten für Fluvoxamin, Fluoxetin und Paroxetin untersucht. Studien mit deutlich geringeren Fallzahlen bzw. insgesamt eine geringere Anzahl von Studien liegen für Sertralin und Citalopram in der Literatur vor. Für die Behandlung mit Fluoxetin ist auffallend, daß sämtliche Studien, außer derjenigen von Laakman et al. (1988), bei ambulanten Patienten durchgeführt wurden. Fluvoxamin und Paroxetin hingegen wurden sowohl bei ambulanten als auch bei stationären Patienten geprüft. In Tabelle 2 sind die Studien zur antidepressiven Wirksamkeit von Fluvoxamin tabellarisch zusammengestellt. Man kann daraus entnehmen, daß Fluvoxamin sowohl gegenüber Plazebo als auch gegenüber Standardantidepressiva (Imipramin und Amitriptylin) und weiteren tri- und tetrazyklischen Antidepressiva sowie gegenüber Antidepressiva der neueren Generation geprüft wurde. In den vorgelegten Studien konnte, abgesehen von einer Ausnahme (Itil et al. 1983), kein Unterschied zu Standardantidepressiva gefunden werden. In nahezu allen Studien war Fluvoxamin der Plazebobehandlung signifikant überlegen. Bei der Bewertung der plazebokontrollierten Studien von Fluvoxamin ist auffällig, daß die Daten einer großen Multicenterstudie, die an 481 Patienten durchgeführt wurde, für drei Publikationen (Amin et al. 1984; Cassano et al. 1986; Ottevanger 1991) unter jeweils einem anderen Gesichtspunkt ausgewertet und veröffentlicht wurden. Darüber hinaus wurden auch die Daten der in dieser Multicenterstudie eingeschlossenen Subzentren in weiteren vier Publikationen vorgelegt (Dominguez et al. 1985; Lapierre et al. 1987; Norton et al. 1984; Wakelin 1988).

Eine Analyse der bei diesen Studien verwendeten Dosierungen zeigt, daß höhere Dosierungen (Mittelwert 210 mg) meistens bei stationären und schwerer depressiven Patienten gegeben wurden, während niedrigere Dosen (Mittelwert 108 mg) bei ambulanten oder weniger schwer depressiven Patienten verabreicht wurden. Für diese Praxis gibt es jedoch keine auf empirische Daten begründete Basis. Die vorläufigen Ergebnisse von Dosis-Wirkungsstudien weisen darauf hin, daß wahrscheinlich 100 mg für das Erreichen eines antidepressiven Effektes ausreichen. Aus den publizierten Studien ist ersichtlich, daß eine höhere initiale Dosierung von Fluvoxamin mit einer höheren Nebenwirkungsrate, vor allem Nausea verbunden war, jedoch nicht mit einem schnelleren antidepressiven Wirkungseintritt. Wie bei anderen SSRIs konnte auch für Fluvoxamin kein Zusammenhang zwischen den Plasmakonzentrationen und einem therapeutischen Ansprechen gefunden werden (Kasper et al. 1992b). Bei der letztgenannten Untersuchung zeigte sich auch, daß die Nebenwirkungsrate von Fluvoxamin im Zusammenhang mit erhöhten Plasmakonzentrationen dieser Substanz stand.

In einer von Fuger et al. (1992) durchgeführten Metaanalyse gingen die Daten von Antidepressiva „der neueren Generation" ein, die in doppelblindkontrollierten Studien gegenüber Amitriptylin und Imipramin geprüft wurden. Diese Metaanalyse ließ eine vergleichbare Effektivität der SSRIs (Fluvoxamin, Fluoxetin, Sertralin und Citalopram) gegenüber Amitriptylin und Imipramin erkennen.

Nebenwirkungen der SSRIs

Der Wirkmechanismus der verschiedenen Antidepressiva ist insofern von klinischer Bedeutung, da daraus das zu erwartende Nebenwir-

---

Tabelle 2. Anmerkungen

Die tägliche Dosierung der Antidepressiva war wie folgt: Clomipramin 100–300mg, Desimipramin 100–300 mg, Dothiepin 75–225 mg, Fluvoxamin 100–300 mg, Imipramin 50–300 mg, Maprotilin 50–300 mg, Mianserin 60 mg, Oxaprotilin 150 mg.
[+] Gesamtzahl der Patienten, die in der Studie behandelt wurden.
k. A.: keine Angaben.
<: signifikant geringer wirksam, >: signifikant besser wirksam;
=: kein statistisch signifikanter Unterschied.
[a] Die gleichen Patienten sind in diesen 3 Publikationen unter jeweils einem anderen Blickwinkel publiziert.
[b] Die Daten dieser Patienten wurden in einer Multicenterstudie erhoben, die von Amin et al. 1984, Cassano et al. 1986 und Ottevanger 1991 jeweils unter einem anderen Blickwinkel publiziert wurde.

Tabelle 2. Doppelblindstudien zur antidepressiven Wirksamkeit von Fluvoxamin. (Referenzen in: Kasper et al. 1992[a])

	Anzahl[+]	Dauer (Status)	Effektivität
Plazebo (P)			
Cassano et al. 1984	18	4 Wochen, Stationär	F > P
Conti et al. 1988	45	4 Wochen, Stationär	F > P
Plazebo + Imipramin (I)			
Itil et al. 1983	69	3 Wochen, Ambulant	F < I > P
Norton et al. 1984[b]	88	4 Wochen, Ambulant	F = I = P
Amin et al. 1984[a]	464	4 Wochen, Stat. + Amb.	F = I > P
Dominiguez et al. 1985[b]	101	4 Wochen, Ambulant	F > I = P
Cassano et al. 1986[a]	48	4 Wochen, Stationär	F = I > P
Wakelin 1986[b]	33	4 Wochen, Stat. + Amb.	F > I = P
Lapièrre et al. 1987[b]	63	6 Wochen, Stationär	F > I = P
Feighner et al. 1989	81	6 Wochen, Stationär	F > I = P
March et al. 1990	54	7 Wochen, Ambulant	F = I > P
Ottevanger 1991[a]	338	4 Wochen, Stat. + Amb.	F > I > P
Plazebo + Desipramin (DMI)			
Roth et al. 1990	90	6 Wochen, Ambulant	F = DMI > P
Amitriptylin (A)			
Harris et al. 1991	69	6 Wochen, Ambulant	F = A
Imipramin (I)			
Guelfi et al. 1983	151	4 Wochen, Stationär	F = I
Guy et al. 1984	36	4–6 Wochen, Stationär	F = I
Pöldinger et al. 1984	20	4 Wochen, Stationär	F = I
Bramanti et al. 1988	60	4 Wochen, k. A.	F = I
Amore et al. 1989	30	4 Wochen, Stationär	F = I
Gonella et al. 1990	20	4 Wochen, k. A.	F = I
Clomipramin (CMI)			
Klok et al. 1981	36	4 Wochen, Stationär	F = CMI
Coleman et al. 1982	32	4 Wochen, Stationär	F = CMI
Dick et al. 1983	32	4 Wochen, Stationär	F = CMI
de Wilde et al. 1983	73	4 Wochen, Stat. + Amb.	F = CMI
Maprotilin (M), Oxaprotilin (OXA)			
Emrich et al. 1987	24	3 Wochen, Stationär	F = OXA
Rost et al. 1989	34	4 Wochen, Stationär	F ≤ M
Kasper et al. 1990	41	4 Wochen, Stationär	F = M
de Jonghe et al. 1991	48	6 Wochen, Ambulant	F = M
Mianserin (MIA)			
Perez u. Ashford 1990	63	6 Wochen, Ambulant	F = MIA
Dothiepin (D)			
Mullin et al. 1988	78	6 Wochen, Ambulant	F = D

Tabelle 3. Rezeptoraffinitäten und Nebenwirkungen von Trizyklika und SSRIs

Azetylcholin	Histamin (H$_1$)	Alpha$_1$ adrenerg
Kardiotoxizität Mundtrockenheit Obstipation	Sedierung Benommenheit Gewichtszunahme	Orthostatische Hypotension Schwindelgefühle
Trizyklika ⇑ SSRIs ⇓	Trizyklika ⇑ SSRIs ⇓	Trizyklika ⇑ SSRIs ⇓

⇓ Bedeutet hohe Rezeptoraffinität und daraus resultierende deutliche Nebenwirkungen.
⇑ Bedeutet geringe Rezeptoraffinität und daraus resultierende geringe Nebenwirkungen.
SSRIs: Selective-Serotonin-Reuptake-Inhibitors (Selektive Serotoninwiederaufnahmehemmer).

kungsprofil abgelesen werden kann. Das Nebenwirkungsprofil der Antidepressiva kann daher bereits vorausgesagt werden, wenn man die Art der spezifischen Wiederaufnahmehemmung bzw. Rezeptorblockade kennt (Tabelle 3). Antidepressiva mit einem anticholinergen Wirkprofil weisen z. B. als Nebenwirkungen eine Kardiotoxizität, Mundtrockenheit oder Obstipation auf. Schwere Nebenwirkungen können beim Gebrauch von Medikamenten mit dieser Nebenwirkung dann auftreten, wenn als Begleiterkrankung ein Glaukom, eine Prostatahypertrophie oder eine Schädigung des Herzreizleitungssystems vorliegt. Antidepressiva mit einer antihistaminergen Wirkung haben als Nebenwirkung eine Sedierung, Benommenheit und Gewichtszunahme. Diese Effekte können die Compliance reduzieren und dazu führen, daß die Patienten die Medikamente nicht einnehmen. Die Wirkung von Antidepressiva auf die Alpha-1-Adrenorezeptoren kann dazu führen, daß bei den Patienten eine orthostatische Hypotension bzw. Schwindelgefühle auftreten, beides ein unerwünschtes Problem bei psychogeriatrischen Patienten.

Im Gegensatz zu trizyklischen Antidepressiva wirken die SSRIs kaum auf die cholinergen oder histaminergen Neuronenverbände und auch nur gering auf die Alpha-1-Adrenorezeptoren. Dies weist darauf hin, daß das Nebenwirkungsprofil günstiger ist als das der trizyklischen Antidepressiva. Als Hauptnebenwirkung ist bei den SSRIs mit einer Nausea, durch Reizung der Area postrema im Hypothalamus zu rechnen. Diese tritt bei SSRIs signifikant häufiger als bei trizyklischen

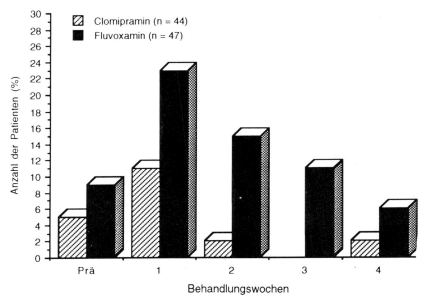

Abb. 1. Nausea als serotonerge Nebenwirkung bei der Behandlung mit Fluvoxamin bzw. Clomipramin bei Patienten mit einer endogenen Depression. (Nach Coleman u. Block 1982)

Antidepressiva auf, jedoch vorwiegend am Anfang einer Behandlung und läßt nach spätestens vier Wochen wieder nach (Guelfi et al. 1983; Reimherr et al. 1988). In diesem Zusammenhang ist jedoch von Bedeutung, daß Nausea auch ein Symptom der Depression darstellt. In der von Guelfi et al. (1983) publizierten Studie trat z. B. das Symptom der Nausea bei 20 % der Patienten bereits vor der Therapie mit einem Antidepressivum auf (Abb. 1).

Insgesamt ist das Nebenwirkungsprofil der SSRIs günstiger als das der tri- oder tetrazyklischen Antidepressiva. In einer Vergleichsuntersuchung bei der entweder Sertralin, Amitriptylin oder Plazebo zum Einsatz kommen (Reimherr et al. 1988), zeigte sich z. B., daß die Summe der Nebenwirkungen während der ersten 2–3 Wochen für Sertralin und Amitriptylin gleich war, daß diese Nebenwirkungen im Verlauf der Therapie bei Sertralin aber wieder nachließen, während sie bei Amitriptylin in dem gleichen Prozentsatz weiter bestanden. Man kann davon ausgehen, daß die Nebeneffekte, die während der Medikation mit Sertralin beobachtet wurden, vorwiegend auf Nausea zurückzuführen waren.

Da Medikamente aus der Gruppe der SSRIs also insgesamt ein günstiges Nebenwirkungsprofil zeigen, können sie unter dem Aspekt einer *„nebenwirkungsgeleiteten Indikationsstellung"* bei gleicher antidepressiver Effektivität gegenüber den tri- und tetrazyklischen Antidepressiva empfohlen werden.

Wirksamkeit der SSRIs bei schweren Depressionen

Einige Autoren (van Praag et al. 1987; Bech 1988; Danish University Antidepressant Group 1986, 1990) haben darauf hingewiesen, daß das geringere Nebenwirkungsprofil dder SSRIs evtl. mit einer geringeren antidepressiven Wirkung, im Vergleich zu den trizyklischen Antidepressiva, einhergehen könnte. In jüngster Zeit haben jedoch 2 Studien darauf hingewiesen, daß sowohl Paroxetin, Fluvoxamin als auch Fluoxetin bei schweren Depressionen eingesetzt werden können. Mendlewicz (1992) berichtete die Ergebnisse einer Multicenterstudie, bei der Paroxetin im Vergleich zu Imipramin bzw. Plazebo bei depressiven Patienten (plus Melancholie nach DSM-III-R) über die Dauer von 6 Wochen gegeben wurde. Bei dieser Multicenterstudie wurden bei den amerikanischen Zentren meist Imipramin oder Doxepin und bei den europäischen Zentren Amitriptylin, Mianserin, Clomipramin oder Maprotilin als Vergleichssubstanz gegeben. Es zeigte sich, daß Paroxetin gegenüber Plazebo und auch gegenüber den Vergleichssubstanzen (als Summe) hinsichtlich der antidepressiven Wirksamkeit signifikant überlegen war. Es erfolgte bis jetzt keine differentielle Auswertung hinsichtlich der einzelnen Substanzen. Weiterhin zeigte sich, daß sowohl Paroxetin als auch die aktiven Vergleichssubstanzen bei der Subgruppe der stationär behandelten Patienten mit einer schweren Depression gleich effektiv waren. Das Ansprechen bei der letzteren Gruppe war jedoch insgesamt sehr gering (30–40 %), so daß die Frage entsteht, ob es sich dabei nicht um eine spezielle Selektion von therapieresistenten Patienten gehandelt hat. In einer weiteren Studie wurde der antidepressive Effekt von Fluoxetin und Clomipramin bei Patienten mit einer schweren Depression verglichen und kein Unterschied gefunden (Ginestet et al. 1992) (Abb. 2).

Ein Teil der weiter oben geschilderten Multicenterstudie, die bereits von Amin et al. (1984) und Cassano et al. (1986) vor allem unter dem Gesichtspunkt einer globalen antidepressiven Effektivität publiziert wurde, ist von Ottevanger (1991) erneut hinsichtlich der Wirksamkeit auf unterschiedliche Schweregrade der Depression analysiert worden. Die Auswertung wurde von den fünf nordamerikanischen Zentren an

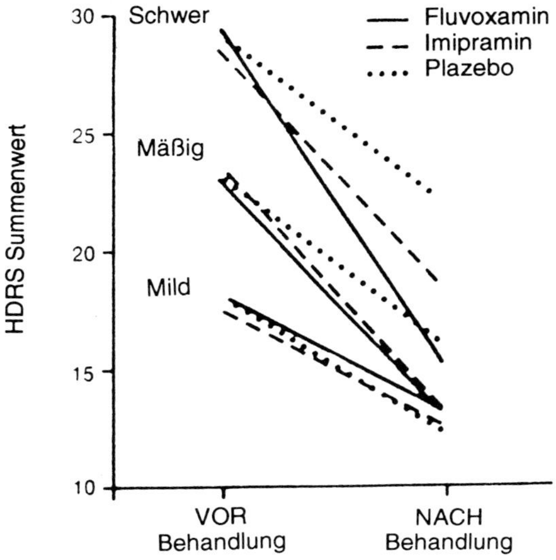

Abb. 2. Antidepressive Effektivität von Fluvoxamin, Imipramin und Plazebo bei unterschiedlichen Schweregraden von Depressionen (n = 308). Signifikante Überlegenheit von Fluvoxamin gegenüber Imipramin und Plazebo bei schweren Depressionen (HDRS-Summenwert > 26). (Nach Mendlewicz 1992)

insgesamt 308 Patienten (88 stationär, 220 ambulant) vorgenommen. Die Aufteilung der Patienten nach dem Schweregrad ergab folgende Verteilung: 100 Patienten mit einer milden Depression (HDRS-Summenscore 15–20), 105 mit einer mäßigen Depression (HDRS-Summenscore von 21–25) und 103 Patienten mit einer schweren Depression (HDRS-Summenscore über 26). Die Analyse nach dieser zuvor genannten Aufteilung ergab (s. auch Abb. 2), daß Fluvoxamin bei den Patienten mit einer schweren Depression signifikant (p < 0,002) besser als Plazebo wirkte, während Imipramin im Vergleich zu Plazebo keinen signifikanten Unterschied erkennen ließ. Bei Patienten mit einer mäßigen Depression war zwischen Fluvoxamin und Imipramin kein Unterschied zu erkennen und beide Substanzen zeigten gegenüber Plazebo eine Tendenz zu einem besseren Ansprechen. Bei der Gruppe der milden Depressionen zeigte sich hingegen kein signifikanter Unterschied zwischen den aktiven Substanzen und Plazebo. Der fehlende Unterschied zwischen beiden Antidepressiva und der Plazebogruppe bei den milden und mäßigen Depressionen spricht gegen die praktische Erfahrung des günstigen Ansprechens dieser Gruppe auf Antidepressiva. Man kann evtl. daraus schließen, daß in dieser plazebokontrollierten Studie eine spezielle Klientel eingeschlossen wurde (Assessment-Bias), die von der, die in der Allgemeinpraxis zur Behandlung kommt, abweicht.

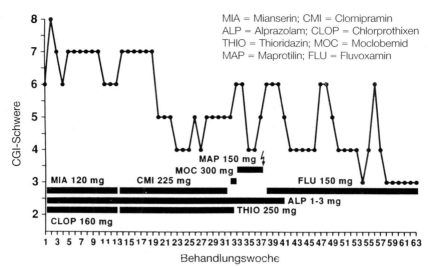

Abb. 3. Behandlungsverlauf einer suizidalen Patientin (32 Jahre) mit einer schweren Major Depression über den Zeitraum von 63 Wochen

Die antidepressive Effektivität von Fluvoxamin bei schweren Depressionen (im Vergleich zu Imipramin und Plazebo) wurde auch von Feighner et al. (1989) an insgesamt 60 Patienten untersucht. Dabei zeigte sich, wie in der zuvor genannten Studie, eine signifikante Überlegenheit von Fluvoxamin gegenüber Plazebo und Imipramin, während der Unterschied zwischen Imipramin und Plazebo nicht signifikant war.

Die wenigen bislang vorliegenden Daten zur Behandlung von schweren Depressionen mit SSRIs sprechen dafür, daß Fluvoxamin, Paroxetin und Fluoxetin auch bei diesen schweren Formen eingesetzt werden können. Dies entspricht auch unserer klinischen Erfahrung. Da SSRIs jedoch keine sedierenden Komponenten aufweisen, kann es anfänglich notwendig sein, zusätzlich ein sedierendes Phenothiazin bzw. Benzodiazepin anzuwenden, allerdings in einer geringen Dosierung. Das in Abbildung 3 dargestellte Fallbeispiel soll verdeutlichen, daß SSRIs auch bei schweren, suizidalen Patienten erfolgreich eingesetzt werden können. Es handelt sich bei dieser Falldarstellung um eine 32jährige Patientin, die nach einem schweren Suizidversuch (Sturz aus dem Fenster) im Rahmen einer Major Depression (DSM-III-R) auf der geschützten Station sowohl medikamentös als auch stützend psychotherapeutisch behandelt wurde. Nachdem verschiedene Therapieversuche mit unterschiedlichen Antidepressiva fehlgeschlagen waren und die Behandlung mit Maprotilin einen epileptischen Anfall provoziert hatte, erfolgte die Einstellung auf 150 mg Fluvoxamin. Hierunter kam es zu einer kontinuierlichen Besserung der depressiven Symptomatik. Zwei kurzzeitige Verschlechterungen waren auf schwere psychosoziale Konfliktsituationen (vom Ehemann ausgehende Trennungsproblematik) zurückzuführen. Die Patientin ist unter Fortführung der antidepressiven Therapie mit Fluvoxamin auch 9 Monate nach der Entlassung aus der stationären Behandlung beschwerdefrei und absolviert zur Zeit eine Berufsausbildung.

SSRIs und Suizidalität

Das Suizidrisiko bei depressiven Patienten ist etwa 13- bis 30mal höher als in der Allgemeinbevölkerung (Hagenell et al. 1981). Etwa 15 % der depressiven Patienten suizidieren sich (Guze u. Robins et al. 1970) und meist wird als Suizidmethode die Tablettenintoxikation gewählt. In England konnte diese Art des Suizids bei etwa der Hälfte der Frauen und bei einem Viertel der Männer beobachtet werden (Buluso u. Alderson 1984). Antidepressiva gehören dabei zu den Medikamenten, die am häufigsten bei den Intoxikationen mit einer letalen Überdosis angewandt werden. Dies stellt natürlich ein Dilemma für den behandelnden Arzt dar (Starkey u. Lawson 1980), da bestimmte Antidepressiva sowohl zur Behandlung von Depressionen als auch zur Durchführung eines Suizids geeignet sind.

Zwei Fragen scheinen in diesem Zusammenhang von besonderer praktischer Bedeutung zu sein:
1. Können Antidepressiva und im speziellen SSRIs eine Suizidalität provozieren (s. auch Montgomery u. Pinder 1987)?
2. Wie kann das Ausmaß der Toxizität von Antidepressiva bei einer Überdosierung eingeschätzt werden (s. auch Montgomery et al. 1988)?

SSRIs werden in Deutschland wahrscheinlich wegen der fehlenden sedierenden Komponente selten bei Patienten mit Suizidproblemen eingesetzt. Unterstützung findet diese Ansicht durch die Fallberichte von Teicher et al. (1990), aus denen hervorgeht, daß bei 6 Patienten durch die Behandlung mit Fluoxetin eine mit Gewalttätigkeit einhergehende Suizidalität auftrat. Bei genauerer Analyse der von Teicher publizierten Krankengeschichten muß jedoch bemerkt werden, daß die Patienten bereits vor der Medikation mit Fluoxetin als suizidal

Tabelle 4. Behandlung mit Fluoxetin und Suizidalität. Wechsel der Gewichtung von HDRS Item 3 (Suizid) von 0–1 (Keine Suizidalität, Lebensüberdruß) auf 3–4 (Suizidgedanken bzw. -verhalten, Suizidversuch). Zusammenfassung von 17 Doppelblindstudien (Beasley et al. 1991)

	Plazebo	Trizyklika	Fluoxetin
Gesamtgruppe	380	418	1201
HDRS-3 (0–1 to 3–4)	10	15	14
%	2,63[a]	3,59[b]	1,17

[a] p < 0,05.
[b] p < 0,01: angegebene Signifikanzen beziehen sich auf den Unterschied zu Fluoxetin.

eingeschätzt wurden und drei von diesen Patienten bereits einen Selbstmordversuch hinter sich hatten. Weiterhin ist hervorhebenswert, daß alle Patienten auch gleichzeitig mit anderen Medikamenten behandelt wurden. Im Gegensatz dazu steht die Untersuchung von Beasley et al. (1991), der aufgrund einer Metaanalyse von 17 Doppelblindstudien an insgesamt 1999 Patienten zeigen konnte, daß unter Fluoxetinbehandlung signifikant weniger Patienten suizidal wurden als unter Plazebobehandlung bzw. unter der Therapie mit Trizyklika. Als Maß für die Suizidalität wurde die Veränderung des „Suiziditems" der Hamilton-Depressions-Skala (HDRS Item Nr. 3) genommen und ein Ansteigen von 0–1 (keine Suizidalität, Lebensüberdruß) auf 3–4 (Suizidgedanken bzw. -verhalten; Suizidversuch) bewertet. Anhand der von Wagner et al. (1992) durchgeführten Analyse der größten für ein Antidepressivum vorliegenden Datenbasis von 24 624 Patienten konnte ebenso kein Anhalt dafür gefunden werden, daß die Behandlung mit Fluvoxamin das Auftreten einer Suizidalität begünstigt. Die Inzidenz einer Suizidalität unter der Behandlung mit Fluvoxamin lag bei 0,8 % und bei der Kontrollbehandlung mit einem anderen Antidepressivum bei 0,7 % (Tabelle 5). Eine erneute Analyse der oben angegebenen Multicenterstudie, bei der Fluvoxamin mit Imipramin und Plazebo verglichen wurde, zeigte bei 308 Patienten, daß Fluvoxamin bereits frühzeitig im Vergleich zu Imipramin und Plazebo eine Reduzierung der Suizidalität, wie sie durch das HDRS-Item 3 gemessen werden kann, bewirkt. In einer von Kasper et al. (1990) durchgeführten Doppelblindstudie konnte gezeigt werden, daß bereits die stationäre Aufnahme eine drastische Reduzierung der Suizidalität

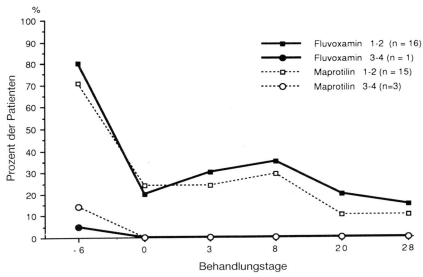

Abb. 4. Veränderung der Suizidalität (HDRS Item-3) unter der Behandlung mit Fluvoxamin und Maprotilin. Fluvoxamin 1–2 bedeutet, daß HDRS Item-3 entweder mit 1 (Lebensüberdruß) oder 2 (Gedanken an den Tod) bewertet wurde. Fluvoxamin 3–4 bedeutet, daß HDRS Item-3 entweder mit 3 (Suizidgedanken bzw. -verhalten) oder mit 4 (Suizidversuch) bewertet wurde. Für Maprotilin gelten die Bezeichnungen analog. (Daten aus Kaspet et al. 1990)

bewirkt, wahrscheinlich aufgrund der Entlastung durch den Wegfall der ständigen Vergegenwärtigung der eigenen Insuffizienz der Patienten in der gewohnten Umgebung. Wie aus Abbildung 4 entnommen werden kann, kam es während dieser Fluvoxamin-Maprotilin-Vergleichsstudie zu einem weiteren kontinuierlichen Abfall der Suizidalität im Verlauf der 4wöchigen Behandlungszeit. Es ergab sich kein Anhalt dafür, daß eine der beiden Substanzen die Suizidalität begünstigen würde. Erste Daten für Paroxetin ergeben ebenso keinen Anhalt dafür, daß unter dieser Therapie ein Suizid ausgelöst werden kann (Möller et al. 1991). Vergleichbare Daten liegen auch für Zimelidin (Montgomery et al. 1981) sowie für Fluoxetin (Muijen et al. 1988) vor. Von methodischer Seite muß allerdings kritisch angemerkt werden, daß bei den oben zitierten kontrollierten Studien jeweils nur Patienten mit keiner bzw. einer geringen Suizidalität eingeschlossen wurden, da eine bestehende Suizidalität stets ein Ausschlußkriterium für die Aufnahme in eine Studie dieser Art bedeutete. Um die Frage der Behandlung suizidaler Patienten mit SSRIs abschließend be-

Tabelle 5. Behandlung mit Fluvoxamin und Auftreten von Suizidalität. Zusammenfassung der Daten (Inzidenz %) von 24 624 Patienten, die unter kontrollierten Bedingungen mit Fluvoxamin behandelt wurden. (Wagner et al. 1992)

Parameter	Fluvoxamin (n = 24 624)	Anderes Antidepressivum[c] (n = 723)
Suizidalität	0,8 %	0,7 %
Suizidversuch	< 0,5 %[a]	0,6 %
Suizid	0,08 %[b]	0,3 %

[a] 98 Patienten mit Depression, 3 mit Alkoholismus
[b] 18 Patienten mit Depression
[c] Meist Imipramin

Tabelle 6. Langzeitbehandlung (1 Jahr) mit Maprotilin und Suizidalität. Ergebnis einer plazebokontrollierten Vergleichsstudie. (Rouillon et al. 1989)

	Maprotilin (n = 521)	Plazebo (n = 212)	
Suizidversuch	9	0	p < 0,03
Suizid	5	1	n.s.
Gesamt	14	1	p < 0,01

antworten zu können, ist es daher notwendig, kontrollierte Studien an suizidalen Patienten durchzuführen.

Im Gegensatz zu der Behandlung mit SSRIs wurde in einer plazebokontrollierten Maprotilinstudie, die über den Zeitraum von einem Jahr durchgeführt wurde, gefunden, daß in der Maprotilingruppe im Vergleich zur Plazebogruppe signifikant häufiger Suizide und Suizidversuche auftraten (s. Tabelle 6) (Rouillon et al. 1989). Dieser für die Untersucher unerwartete Effekt trat auf, obwohl Maprotilin gegenüber Plazebo in der Gesamtgruppe hinsichtlich der Verbesserung der Depressivität signifikant überlegen war. Diese Untersuchung weist daraufhin, daß die Frage, ob Antidepressiva eine Suizidalität auslösen bzw. verhindern können, auch in Langzeitstudien überprüft werden muß.

Im Zusammenhang mit der Suizidalität kommt der akuten Toxizität von Antidepressiva eine bedeutsame Rolle zu. De Jonghe u. Swinkels (1992) sind der Frage der Sicherheit der Antidepressiva bei einer

Tabelle 7. Akute Toxizität von Antidepressiva. (de Jonghe u. Swinkels 1992)

„Weniger sicher" LD : TD < 14	„Sicher" LD : TD ≥ 14
Amitriptylin	Fluoxetin
Clomipramin	Fluvoxamin
Desipramin	Mianserin
Dibenzepin	Paroxetin
Dothiepin	Trazodon
Doxepin	
Imipramin	
Maprotilin	
Melitracen	
Nortriptylin	
Opipramol	
Trimipramin	

LD = Dosis Letalis, TD = Tägliche Dosis. Wenn die Verhältniszahl kleiner als 14 (entsprechend der verschriebenen Tagesdosis für eine 14tägige Behandlung) ist, handelt es sich um ein Antidepressivum, das als „weniger sicher" bezeichnet werden kann, und wenn die Verhältniszahl größer als 14 ist, um ein Medikament, das als sicher hinsichtlich einer möglichen Überdosierung bezeichnet werden kann.

Überdosierung nachgegangen. Aufgrund der Kenntnis der letalen Dosis (LD) und der täglichen Dosis (TD) haben die Autoren zwei Antidepressivagruppen gebildet, die sie als „weniger sicher" und als „sicher" kategorisiert haben. Aufgrund der pharmakologischen Kenntnis der Substanzen gehen sie davon aus, daß Antidepressiva als „sicher" gelten können, wenn die LD : TD-Verhältniszahl 14 übersteigt, und daß sie als „weniger sicher" angesehen werden sollten, wenn die Verhältniszahl unter 14 liegt (Tabelle 7). Diese Berechnung erfolgt aus der Kenntnis der letalen Dosis, sowie der täglichen Dosis, die z. B. bei Amitriptylin 2500 mg bzw. 150–300 mg betragen (Goodman-Gilman et al. 1990). Wenn man bei der Verabreichung von Amitriptylin von einer täglichen Dosierung von 200 mg ausgeht, würde dieses Medikament bei der bestehenden letalen Dosis unter einem Faktor von 14 liegen und somit in die Gruppe der Medikamente eingereiht werden, die als „weniger sicher" gelten. Die Zahl 14 wurden von den Autoren deswegen eingeführt, da die Verschreibung von Amitriptylin in der Höhe von 200 mg/die über den Zeitraum von zwei Wochen (14 Tage) bereits eine toxische Dosis bedeuten würde, mit dem sich ein Patient prinzipiell suizidieren kann. Im Gegensatz dazu bedeutet die Gesamtmenge der Dosierung eines SSRIs über den Zeitraum von zwei Wochen nicht, daß durch deren Einnahme eine lebens-

bedrohliche Situation entsteht. Diese Medikamente können daher nach diesen Autoren als „sicher" bezeichnet werden.
Ein anderer empirischer Zugang zu dem Problem der Toxizität wurde durch die Gruppe um Henry (1989) gewählt. Diese Gruppe hat den sog. Fatal-Toxicity-Index (FTI) berechnet (Tabelle 8). Diese Ver-

Tabelle 8. Toxizität von Antidepressiva in bezug auf Verschreibungshäufigkeit. (Henry 1989)

	Aufgetretene Todesfälle	„Fatal Toxicity Index (FTI)" Todesfälle in bezug auf 1 Million Verschreibungen
Ältere trizyklische Antidepressiva		
Desipramin	2	63,1
Nortriptylin	18	53,7[a]
Dothiepin	562	53,3[c]
Amitriptylin	457	49,6[c]
Doxepin	42	33,8[b]
Imipramin	100	33,2
Trimipramin	49	25,2
Clomipramin	23	8,7[b]
Protriptylin	0	0
Iprindole	0	0
Monoaminooxidasehemmer (MAO-I)		
Tranylcypromin	9	61,3
Phenelzin	9	21,0
Iproniazid	0	0
Isocarboxazid	0	0
Medikamente, die nach 1973 eingeführt wurden		
Viloxazin	1	68,5
Maprotilin	4	10,3
Trazodon	5	10,1
Fluvoxamin	1	6,2
Mianserin	20	4,9[c]
Lofepramin	5	2,7[c]
Fluoxetin	0	0
Amoxapin	0	0
Alle Antidepressiva		35,6

England, Wales und Schottland, 1985–1989.
Daten beziehen sich darauf, ob die Substanz alleine oder mit Alkohol eingenommen wurde.
[a] p < 0,05. [b] p < 0,01. [c] p < 0,001. Signifikante Unterschiede vom Mittelwert (35,6) aller Antidepressiva.

hältniszahl bezieht sich auf die Anzahl der Todesfälle während eines bestimmten Zeitraumes im Verhältnis zu den Verschreibungen (in Mio.) dieses Medikaments während derselben Zeitperiode. Dabei ergibt sich natürlich die Problematik, daß trizyklische Antidepressiva, wahrscheinlich aufgrund der therapeutischen Gepflogenheiten, häufiger bei Patienten mit einer schweren Suizidalität verschrieben werden als Medikamente der Gruppe der neueren Antidepressiva. Wie aus Tabelle 8 entnommen werden kann, ist der FTI jedoch bei den älteren, trizyklischen Antidepressiva signifikant höher als bei den neueren Antidepressiva. SSRIs liegen wie z. B. auch Mianserin im deutlich niedrigeren Bereich. Aus diesen Daten kann trotz der oben angegebenen methodischen Einschränkung abgelesen werden, daß SSRIs nur ein sehr geringes Ausmaß an Toxizität haben. Da SSRIs nicht sedierend wirken, sollte von einer praktischen Seite her jedoch bei einem suizidalen Patienten neben einem SSRI kurzfristig auch ein Benzodiazepin (bzw. niedrige Dosierung eines sedierenden Trizyklikums) zum Einsatz kommen, zumal wenn auch Schlafstörungen bestehen.

Schlußbemerkung

SSRIs stellen eine effektive und sichere Behandlungsmethode für die Therapie depressiver Syndrome dar. Fluvoxamin, Fluoxetin und Paroxetin wurden von den SSRIs am besten untersucht. Im Gegensatz zu trizyklischen Antidepressiva zeigen die SSRIs keine anticholinergen, antihistaminergen bzw. alpha-1-adrenolytischen Effekte und können daher mit Sicherheit bei kardiovaskulären Problempatienten sowie psychogeriatrischen Patienten eingesetzt werden. Aus den vorliegenden Studien können auch erste Hinweise dafür gewonnen werden, daß SSRIs bei schweren Depressionen eine gute antidepressive Wirksamkeit entfalten. Falls Schlafstörungen bei den Patienten bestehen, müssen diese allerdings anfänglich durch eine sedierende Comedikation (z. B. Benzodiazepine bzw. niedrige Dosierung eines Trizyklikums) mitbehandelt werden. Außer ein paar wenigen Fallberichten, die jedoch für die Gruppe der anderen Antidepressiva ebenso existieren (z. B. Clomipramin), gibt es aufgrund von kontrollierten Studien keinen Hinweis, daß durch SSRIs eine Suizidalität ausgelöst wird. Im Gegensatz dazu zeigen die Ergebnisse von kontrollierten Studien, daß SSRIs mit einer geringen Inzidenz von Suizidhandlungen einhergehen. Erste Ergebnisse lassen sogar vermuten, daß die Behandlung mit Fluvoxamin im Vergleich zu Plazebo und zu der Behandlung mit Trizyklika zu einem rascheren Abklingen der Suizidalität führt. Für die Langzeitbehandlung von potentiell suizidgefährdeten Patienten ist von Bedeutung, daß mit den SSRIs eine zu vernachlässigende Toxizität bei einer Überdosierung besteht. Sie können daher in diesem Zusammenhang als sicher gelten. Obwohl eine initiale Veränderung am serotonergen System als der Hauptwirkmechanismus der SSRIs beschrieben werden kann, wissen wir z. Z. nicht, ob eine alleinige Modifikation in diesem System für den antidepressiven Effekt verantwortlich ist. Es könnte durchaus sein, daß eine Veränderung im serotonergen System signifikante Veränderungen in noradrenergen, dopaminergen oder anderen Systemen entfaltet, wie z. B. von Potter et al. (1984) für Zimelidin dargestellt wurde. Dies erscheint auch wahrscheinlich, da sich gezeigt hat, daß die Gruppe der SSRIs neben der Behandlung von Depressionen auch für die Behandlung von Panikstörungen, Zwangsstörungen sowie weiteren psychopathologischen Syndromen eingesetzt werden können. Begleitende biologische Untersuchungen, die parallel zur Therapie mit SSRIs auch Effekte auf andere Neurotransmittersysteme als dem serotonergen aufzeigen, werden uns helfen, diese Mechanismen besser zu verstehen.

Literatur

Amin MM, Anath JV, Colemans BS et al. (1984) Fluvoxamine, antidepressant effect confirmed in a placebo controlled international study. Clin Neuropharmacol 7 (Suppl 1):312–319

Beasley CM, Dornseif BE, Bosomworth JC et al. (1991) Fluoxetine and suicide a meta-analysis of controlled trials of treatment for depression. Br Med J 303:685–692

Bech P (1988) A review of the antidepressant properties of serotonin reuptake inhibitors. In: Gastpar M, Wakelin JS (eds) Selective 5-HT reuptake inhibitors. Novel or Commonplace agents? Karger, Basel, pp 58–69

Bulusu I, Alderson M (1984) Suicides 1950–1982. Office of population censuses and Survey HMSO. Population Trends 35:11–13

Cassano GB, Conti L, Massimetti G et al. (1986) Use of a standardized documentation system (BLIPS/BPD) in the conduct of a multicenter international trial comparing fluvoxamine, imipramine and placebo. Psychopharmacol Bull 22:52–58

Coleman BS, Block BA (1982) Fluvoxamine-maleate. A serotonergic antidepressant: A comparison with chlorimipramine. Neurol Psychopharmacol Biol Psychiatr 6:475–478

Danish University Antidepressant Group (1986) Citalopram, clinical effect profile in comparison with clomipramine. A controlled multicentre study. Psychopharmacol 90:131–299

Danish University Antidepressant Group (1990) Paroxetine: A selective serotonin reuptake inhibitor showing better tolerance, but weaker antidepressant effect than clomipramine in a controlled multicentre study. J Affective Disord 18:284–299

Dominguez RA, Goldstein BJ, Jacobson AG, Steinbook RM (1985) A double-blind placebo-controlled study for fluvoxamine and imipramine in depression. J Clin Psychiatry 46:84–87

Feighner J, Boyer WF, Meredith C, Hendrickson GG (1989) A placebo-controlled inpatients comparison of fluvoxamine maleate and imipramine in major depression. Int Clin Psychopharmacol 4:239–244

Fuger J, Zinner HJ, Kasper S, Möller HJ (1992) Efficacy of the new generation antidepressants – a statistical metaanalysis. Pharmacopsychiatry, in press

Ginestet D et al. (1989) Etude de la fluocetine dans le traitement des depressions endogènes et des mélancolies. Int Clin Psychopharmacol (Suppl 1):37–40

Goodman-Gilman et al. (1990) The pharmacological basis of therapeutics, VIII Ed. Pergamon, New York, p 412

Guelfi JD, Dreyfus JF, Pichot P (1983) The GEP. A double-blind controlled clinical trial of comparing fluvoxamine with imipramine. Br J Clin Pharmacol 15 (Suppl 3):411–417

Guze SB, Robins E (1970) Suicide among primary affective disorders. Br J Psychiatry 117:437–438

Hagnell O, Lanke J, Rorsman B (1981) Suicide rates in the Lundbystudy; mental illness as a risk factor for suicide. Neuropsychology 7:248–253

Henry JA (1989) A fatal toxicity index for antidepressant poisoning. Acta Psychiatr Scand 80:37–45

Itil TM, Shrivastava RK, Mukherjee S, Coleman BS, Michael ST (1983) A double-blind placebo-controlled study of fluvoxamine and imipramine in out-patients with primary depression. Br J Clin Pharmacol 15 (Suppl 3):433–438

Jonghe de F, Swinkels JA (1992) The safety of antidepressants. Drugs 43 (Suppl 2):40–47

Kasper S, Voll G, Vieira A, Kick H (1990) Response to total sleep deprivation before and during treatment with fluvoxamine of maprotiline in patients with major depression – results of a double-blind study. Pharmacopsychiatry 23:135–142

Kasper S, Fuger J, Möller HJ (1992a) Comparative efficacy of antidepressants. Drugs 43 (Suppl 2):11–23

Kasper S, Dötsch M, Vieira A, Möller HJ (1992b) Plasma levels of fluvoxamine and maprotiline and clinical response in major depression. Eur Neurpsychopharmacol 3:13–21

Laakman G, Blaschke D, Engel R, Schwarz A (1988) Fluoxetine vs amitriptyline in the treatment of depressed outpatients. Br J Psychiatry 153 (Suppl 3):64–68

Lapierre YD, Browne M, Horn E et al. (1987) Treatment of major effective disorder with fluvoxamine. J Clin Psychiatry 48:65–68

Mendlewicz J (1992) Efficacy of fluvoxamine in severe depression. Drugs 43 (Suppl 2):32–39

Milne RJ, Goa KL (1991) Citalopram. A review of its pharmacodynamic and pharmacokinetic properties, and therapeutic potential in depressive illness. Drugs 41:450–477

Möller HJ, Berzewski H, Gonzales N et al. (1991) A double-blind, multicentre study of paroxetine and amitriptyline in depressed outpatients. Presented at the 5th World Congress of Biological Psychiatry. Florence, June, 9–14

Möller HJ, Fuger J, Kasper S (1993) Statische Metaanalyse der Wirksamkeit neuerer Antidepressiva. In: Riederer P, Laux G, Pöldinger W (Hrsg) Neuropsychopharmaka, Bd 3. Springer, Wien New York (im Druck)

Montgomery SA, McAuley R, Rani SJ, Roy D, Montgomery D (1981) A double-blind comparison of zimelidine and amitriptyline in endogenous depression. Acta Psychiatr Scand (Suppl 290) 63:314–327

Montgomery SA, Pinder RM (1987) Do some antidepressants promote suicide? Psychopharmacology 92:265–266

Montgomery SA, Lambert MT, Lynch SPJ (1988) The risk of suicide with antidepressants. Int Clin Psychopharmacol 3 (Suppl 2):15–24

Muijen M, Roy D, Silverstone T, Mehmet A, Christie M (1988) A comparative clinical trial of fluoxetine, mianserin and placebo with depressed outpatients. Acta Psychiatr Scand 78:384–390

Norton KRW, Sierling LI, Bhat AV, Rao B, Paykel ES (1984) A doubleblind comparison of fluvoxamine, imipramine and placebo in depressed patients. J Affective Disord 7:297–308

Ottevanger E (1991) The efficacy of fluvoxamine in patients with severe depression. Br J Clin Res 2:125–132

van Praag HM, Kahn R, Asnis GM et al. (1987) Therapeutic indications for serotonin potentiating compounds: a hypotheses. Biol Psychiatry 22:205–212

Potter WZ, Karoum F, Linnoila M (1984) Common mechanism of action of biochemically „specific" antidepressants. Prog Neuropsychopharmacol Biol Psychiatry 8:153–161

Reimher FW, Byerley WF, Ward MF, Lebegue BJ, Wender PH (1988) Sertraline, a selective inhibitor of serotonin uptake, for the treatment of outpatients with major depressive disorder. Psychopharmacol Bull 24:200–205

Rickels K, Schweizer E (1990) Clinical overview of serotonin reuptake inhibitors. J Clin Psychiatry 51:9–12

Rouillon F, Phillips R, Serrurier E, Ansart E, Gerard MJ (1989) Prophylactic efficacy of maprotiline on relapses of unipolar depression. Encephale 15:527–534

Starkey IR, Lawson AAH (1980) Psychiatric aspect of acute poisoning with tricyclic and related antidepressants. A ten year review. Scott Med J 25:303–308

Teicher MH, Glod C, Cole JO (1990) Emergence of intense suicidal preoccupation during fluoxetine treatment. Am J Psychiatry 147:207–210

Wagner W, Plekkenpol B, Gray TE, Vlaskamp H, Essers H (1992) Review of fluvoxamine safety database. Drugs 43 (Suppl 2):48–52

Wakelin J (1988) The role of serotonin in depression and suicide. Adv Biol Psychiatry 17:70–83

Diskussion

LEITUNG: PETER JORASCHKY

Diskutanten: ARND BAROCKA, Erlangen
LEO HERMLE, Göppingen
PETER JORASCHKY, Erlangen
SIEGFRIED KASPER, Bonn

JORASCHKY:

Vielen Dank, Herr Kasper. Wir haben noch Zeit für Fragen.

HERMLE:

Herr Kasper, ich habe eine Frage zur Korrelation von Plasmaspiegel und Stärke der Nebenwirkungen. Gibt es hier ähnliche Befunde wie bei den Trizyklika, bei denen der Plasmaspiegel mit der Intensität der Nebenwirkungen korreliert werden kann?

KASPER:

Das haben wir selbst untersucht: Bei Fluvoxamin besteht kein Zusammenhang zwischen therapeutischer Effektivität und Plasmaspiegeln; auch bei Paroxetin nicht, wie Herr Kuhs zeigen konnte. Allerdings besteht ein Zusammenhang zwischen Plasmaspiegeln und Nebenwirkungen in dem Sinne, daß eine erhöhte Rate von Nausea bei höherer Plasmaspiegelkonzentration für Fluvoxamin beobachtet wird. Für Paroxetin liegen noch keine Ergebnisse vor.

HERMLE:

Noch eine Zusatzfrage. Wie verhält es sich mit der Spezifität der Serotinin-Reuptakehemmer? Ich habe gehört, daß die neueren, die ja wesentlich spezifischer als Fluvoxamin sind, schlechter antidepressiv wirksam seien. In dem Sinne handelt es sich bei Fluvoxamin wie beim Amitriptylin auch um eine „dirty drug".

KASPER:

Die Spezifität ist ein wichtiges Problem. Mir hat ein Begriff von Herrn Barocka sehr gefallen: die „zoologische Psychiatrie". Er fällt mir in diesem Zusammenhang ein, weil die Spezifität immer an Ratten gemessen wurde, d. h. sie werden in einer so hohen Dosierung als spezifisch ermittelt, die wir nie am Patienten therapeutisch anwenden würden.

N.N.:

Gibt es ein Abhängigkeitspotential bei Antidepressiva?

KASPER:

Ein Abhängigkeitspotential wurde bis jetzt für die gesamte Gruppe der Antidepressiva nicht beschrieben, nach meiner Kenntnis auch nicht für die neue Stoffgruppe der SSRIs. Im Rahmen der sogenannten AMÜP-Studie ist in Deutschland die Psychopharmakotherapie über einen Zeitraum von 10 Jahren überprüft worden. In dieser Studie konnte für die Trizyklika und Tetrazyklika kein Hinweis für eine Abhängigkeit gefunden werden. Die SSRIs sind noch nicht eingegangen, da sie erst kurz am Markt sind.

BAROCKA:

Sind alle Serotonin-Wiederaufnahmehemmer antriebssteigernd?

KASPER:

Die Antriebssteigerung ist ein Problem. Schaut man sich diese Medikamente im Schlaflabor an, so findet man erhöhte Vigilanzstadien, also weniger Tiefschlafstadien. Aber antriebssteigernd im engeren Sinne sind die SSRIs meiner Kenntnis nach nicht – sie sind nur nicht sedierend. Aus meiner Erfahrung würde ich sagen: Desipramin ist wahrscheinlich das einzige antriebssteigernde Antidepressivum.

Die Rolle von Scham, Schuld und Gewissenskonflikten in der Depression

LÉON WURMSER

Es gibt wohl keine Form klinisch wichtiger Depression, bei der sich nicht das Problem massiver Selbstkritik und Selbstverurteilung als zentral erweist, wo sich mithin Fragen von Scham und Schuld stellen. In der Behandlung mancher schwer depressiver Patienten steht die pharmakologische Zugangsweise so sehr im Vordergrund und ist auch offenkundig so wirksam, daß es einen manchmal verführen mag, diese Ausdrucksformen intrapsychischen Konflikts abzuschreiben (to give them short shrift). Auf der anderen Seite besteht bei der psychoanalytischen oder psychotherapeutischen Behandlung, bei der Offenkundigkeit schwerer innerer Konflikte und gegen den Hintergrund oft massiver Traumatisierung, die Verlockung, trotz schweren, andauernden Leidens des Patienten eine Lösung ausschließlich auf psychologische Weise zu versuchen und, trotz geringer Bewegung, auf diesem einseitigen Zugang zu beharren. In meiner eigenen Erfahrung ist es aber oft so, daß wir erst dann, wenn wir beide Zugangsweisen, gleichsam die horizontale, symptomgerichtete durch Medikamente und andere stützende Eingriffe, und die vertikale, auf die Lösung innerer, weitgehend unbewußter Konflikte gerichtete, in kluger und individuell angemessener Weise kombinieren, am weitesten kommen. Entsprechend habe ich manche Patienten sowohl in Analyse, während sie gleichzeitig, gewöhnlich unter der Aufsicht eines Kollegen, medikamentös behandelt werden.

Dafür ist der folgende Fall freilich kein illustratives Beispiel, war er doch zwar zeitweise unter antidepressiver Medikation, ohne aber viel davon zu profitieren. Auch war die vor kurzem abgeschlossene Psychoanalyse, wenigstens für mich, uncharakteristisch lang und besonders schwierig und kompliziert. Doch dachte ich, er könnte gerade in Bezug auf die mir gestellte Thematik besonders interessant, ja nahezu typisch sein. Was ich sagen werde, kann und darf natürlich, Thema und Erfahrung entsprechend, nicht quantitativ, sondern qualitativ, muß beinahe literarisch sein.

Ich gebe Ihnen drei der wesentlichsten mutativen Einsichten in der Analyse eines besonders schwierigen Falles, Thomas, dessen Analyse erst nach über 9 Jahren und 1550 Stunden erfolgreich zu Ende geführt werden konnte. Eines der Symptome, die diesen seinerzeit 35jährigen Arzt in die Behandlung gebracht haben, bestand in chronischer Depression – einer unbezwinglichen, oft von Tränen begleiteten Traurigkeit – sowie in sehr gefährlichen Handlungen erstaunlich getrübten Urteils. Solchen Episoden folgten Stunden und Tage, in denen er sich deswegen verbissen angriff und verwünschte. Dabei ist er ein gewissenhafter und ehrlicher Mann. Diese Episoden begannen oft schon mit einem ähnlichen Zustand hilfloser Wut, Wut gewöhnlich über eine Erniedrigung. Dies wird verständlicher durch ein bestimmtes historisches Element: Seine Eltern bezeugten eine erschreckende Blindheit gegenüber der Individualität ihrer fünf Kinder. So forcierten sie ihn und seine drei Brüder in einer einseitigen und blinden Weise von früher Kindheit an dazu, Ärzte zu werden. Die Einseitigkeit, mit der diese Berufswahl und andere Vorurteile und Besessenheiten von beiden Eltern den Söhnen aufgezwungen wurde, wirkt beinahe wahnhaft. Auch ist noch anzumerken, daß der Vater selbst nahezu blind war und von den Söhnen Hilfe und Heilung erwartete.

Thomas gehört zu jenen vielen Persönlichkeiten, die unter einer besonders unerbittlichen Gewalt eines grausamen Gewissens leiden, unter einer oft fast unheilbar anmutenden Form der Selbstverurteilung sowohl im Sinne der Scham wie dem der Schuld. Seit Freud setzen wir diese Phänomene zusammen mit der als masochistisch bekannten Form der Perversion, nämlich als „innerlichen" oder „moralischen" Masochismus, in stärkster Form auf dem Boden einer besonders schweren, besonders andauernden Traumatisierung, gewöhnlich seit frühester Kindheit. Es scheint wirklich, als ob nun die ganze Grausamkeit ihres Schicksals und ihres eigenen unstillbaren Schmerzes, der Scham und der Wut über das Erlittene im Über-Ich hausen würde und, einem Drachen gleich, immer wieder herausbräche.

Diese Gewissensmacht wirkt sich dann umgekehrt in der Schicksalswiederholung aus.

Bei dieser Gruppe handelt es sich nun um Patienten, deren chronische Depression fast unbehandelbar schwer und therapieresistent ist, bei denen jede Besserung, jeder erfolgreiche Durchbruch in Einsicht, ja, jeder Erfolg überhaupt sogleich von einer neuen Verschlechterung gefolgt wird, in dem nämlich, was Freud als „negative therapeutische Reaktion" beschrieben und auf das Wirken unbewußter Schuld zurückgeführt hat. Alles Gute muß zerstört werden, da sie keinen Erfolg „verdienen", sich selbst gönnen können. Ihr ganzes Verhältnis zur Welt ist das eines masochistischen Opfertums, bei dem alle Aggression gegen das Selbst eingesetzt wird: Liebe, Respekt und Macht scheinen nur dann erhältlich zu werden, wenn zuerst ein ganz exorbitanter Betrag an Qual und Demütigung entrichtet worden ist. Masochismus heißt nicht einfach, man suche Schmerz als etwas Lustbringendes. Vielmehr zeigt die klinische Erfahrung, daß jede Lust und Freude nur gegen diesen furchtbaren Preis des Leidens erkauft werden darf. Ein brutales Gewissen, ein ganz unbarmherziger innerer Richter übt eine Art absoluter, totalitärer Gewalt aus. Der Vernunftanteil, jedes realistische Abwägen wird von diesem ruchlosen inneren Despoten überspielt, schließlich immer wieder erdrückt. Äußerlich scheinen diese Patienten oft angepaßt, ja übermäßig brav zu sein, leisten mehr als es ihre Kräfte erlauben und quälen sich doch stets dabei. Unberechenbar bricht jedoch wieder und wieder eine dämonische Figur des Hasses, der rasenden Wut und vor allem eines zuweilen fast verbrecherisch anmutenden Trotzes durch, wo alles in Momenten der Empörung vernichtet wird, was in Jahren an Respekt und Würde aufgebaut worden ist. Dabei erscheint der unbarmherzige innere Richter wie etwas Fremdes, mit dem sich aber das Selbst völlig zu identifizieren sucht: nur die Unterwerfung und absolute Treue dieser inneren Macht gegenüber scheint mit dem Überleben vereinbar zu sein. Zuweilen sprach ich von dieser Gestalt als dem „geborgten Unhold", da es sich dabei um verdrängte Schuld oder Scham als dämonischer Gewalt in der Familiengeschichte handelt – zudem als Dämon, der voll brennenden Ressentiments alle Freude und Befriedigung ahndet.

Die erste der zentralen Erkenntnisse in der Analyse von Thomas bestand darin, wie in seinem Erleben von frühester Zeit an jeder Wunsch und jede Willensäußerung als böse behandelt wurden, daß also der Wille mit der Tötung der Eltern gleichgesetzt wurde: „Das war die einzige Wahl, die ich hatte: entweder gefügig zu sein oder total zu rebellieren." Dabei ist die Scham über seine Abhängigkeit gerade von der Mutter sehr tief, und je beschämter, um so unbeholfener ist er und um so mehr muß er seine Wut gegen sich selbst richten. „Ich fühlte, ich existierte nicht. Als ob ich das meiste von dem, was ich wirklich bin, verloren hätte, und alles von außen mir auferlegt worden wäre. Darum das lebenslange tiefe Gefühl des Verlusts", des Selbst- und Identitätsverlusts. Die Scham überhaupt zu sein, ist alldurchdringend. Seine Gedanken, Gefühle, Wünsche und Entscheidungen zählen auch heute vor seinen Eltern nicht.

„Scham darüber, kein Selbst zu haben – Schuld darüber, mich selbst durchsetzen zu wollen, Nein zu sagen, Widerstand zu leisten, da es mörderisch ist." „Ich selbst zu sein, mich für mich einzusetzen, ist mörderisch und bringt schwerste Vergeltung." Dies bringt uns zu den beiden generell wichtigen Grundgleichungen: Getrenntsein, ein Individuum mit eigenem Willen zu sein, ist absolut böse: Trennung = Verwundung und Tötung des anderen = tödliche Vergeltung durch den Anderen und damit eigenes Sterben = ungeheure Schuld. Jede Selbstbestätigung ist eo ipso Trotz und damit etwas ganz Schlimmes. Umgekehrt ist Unterwerfung = Passivität = Abhängigkeit und Schwäche = Selbstverlust = Beschämung und Erniedrigung; solches Sichschämen ist aber der Preis, den er entrichten muß, um überhaupt geliebt zu werden.

Eine zweite entscheidende Einsicht kommt im Form einer frühkindlichen Angstphantasie: „Ich hatte eben eine Idee: als ich in meiner Kindheit angstvoll dachte, mein Samen sei beim Urinieren wie eine Erbse in der Toilette abgespült worden und so verloren gegangen, war es mir nicht klar, von wessen Penis, dem seinen oder dem meinen. Jetzt aber denke ich: es war ich selbst."

„Ihre Substanz, die Sie verloren."

„Das ist alles, was ich bin – daß ich klein sei wie eine Erbse und verloren gehe: ich verliere alles, da ich nichts bin ..."

„Entweder hatten Sie ein Selbst, aber keine Liebe und Beziehung mit der Mutter, oder Sie verzichteten auf Ihr Selbst, wurden wie eine Erbse abgespült, waren Abfall (crap) und ein Nichts, hatten aber dafür die Beziehung zur Mutter."

„Mit Schmerz. ... Eine Schale und eine Fassade – das war und ist mein Leben."

„Der Schmerz war die einzige Wirklichkeit an Beziehung – der Rest war ein Nichts."

Er vermochte nur mit einem „falschen Selbst" vor den Eltern zu bestehen; sein „wahres Selbst" mußte ausgelöscht werden.

„Ich kann nie dieses Gefühl der Trauer loswerden. Es ist die Wichtigkeit von Schmerz und Trauer als Symbol für die verlorene Beziehung. Der Schmerz und die Trauer, die waren das Substitut für die Mutter."

Bildlich ausgedrückt ist es also so, daß sein Selbst wie die Welt gespalten sind, daß er ständig in einer doppelten Wirklichkeit leben mußte: der Welt von Vernunft, sozialem Funktionieren, äußerer Anpassung und Leistung, und einer Welt, die sowohl irrational, also „verrückt", bizarr war wie auch einem totalitären Druck von Autorität, übermäßigen Erwartungen und Drohungen unterworfen war – der Ich-bestimmten Realität gegenüber einer Realität, die ganz von einem archaischen, analsadistischen Über-Ich beherrscht wurde. Das Ergebnis dieser doppelten Wirklichkeit war eben sein Schalendasein, das Gefühl, kein Selbst, keine Identität zu haben.

Bei beiden Lösungen, der Anpassung an die soziale Welt und der Unterwerfung unter die totalitäre Autorität, fühlte er sich seiner Substanz beraubt, war sein Selbst unterdrückt, wurde er ein Nichts, eine Schale. Erst der gewaltsame Ausbruch daraus gäbe ihm die Hoffnung, sich selbst zu finden, sich selbst zu fühlen, aber das hieße den Bruch mit ihr. Doch auch die Trennung wäre unerträglich, todgleich, mörderisch.

Nun die dritte Einsicht: Es ist die Angst vor dem Neid, die ihn blockiert. „Der Neid macht mich kleiner und übertreibt, was ich als meinen Mangel sehe ... Der Neid ist alldurchdringend; ich fühle ihn dauernd, in jedem Austausch (interaction) mit anderen, sogar in meinem eigenen Inneren: ständig muß ich mich vergleichen. Ich entspreche nie dem Ideal, und die Scham ist lähmend."

Dies alles hat einen eindeutigen familiendynamischen Hintergrund: Es war sehr wichtig für die Eltern, daß ihre Kinder besser wären als die der anderen, gerade auch im Vergleich mit der Herkunftsfamilie: daß sie, die Eltern, von den anderen (z. B. ihren Geschwistern) beneidet würden, statt daß sie selber neidisch wären. „So geht es durch die ganze Familie: die anderen neidisch zu machen, um nicht selbst neidisch zu sein."

„Da Sie wissen, wie destruktiv, wie beängstigend ihr eigener Neid ist, können wir wohl verstehen, daß Sie auch Angst haben, von den anderen beneidet zu werden, während Sie gleichzeitig das Verlangen der Familie kennen, alles in Ihrer Macht Stehende zu tun, die anderen auf Sie neidisch zu machen, also die Umkehrung des Neides zu erzielen."

„Denn der Inhalt meines Neides ist: den anderen zu ersetzen oder zu töten."

„Und die offenbare Scham, die Sozialangst verbirgt das ganze Drama des Neids."

Auch das ist, glaube ich, die Angst vor dem Neid, die ihn leer macht.

Dies war der Kern der Neurose: die überragende Rolle des Neides, seiner Angst vor seinem eigenen Neid, am stärksten gegen die Mutter, als Brust-, Uterus-, Schwangerschafts-, Weiblichkeitsneid, als Neid auf ihre körperliche und geistige Schaffenskraft und Formulierfähigkeit, das Ausleben seines Neides z. B. in den perversen Schau- und Zeigezwängen, die Familienrolle des Neides und ganz besonders, vielleicht am bestimmendsten für die Zähigkeit seines Masochismus: die Angst vor dem Neid der anderen, am allermeisten wiederum seine Furcht vor dem verzehrenden, verheerenden, kastrierenden Neid seiner Mutter.

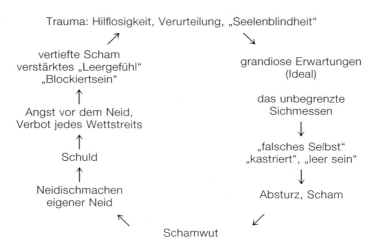

Die Lösung seiner depressiv-masochistischen Neurose lag dann schließlich in der Einsicht in den bisher unlösbaren, da unbewußt gebliebenen Konflikt: Als Träger des Ehrgeizes seiner Mutter sollte er erfolgreich sein und scheinen, alle anderen Kinder ausstechen, und so ihren Neid auf die Außenwelt zufrieden stellen. Zugleich aber durfte er vor ihr nicht erfolgreich sein, denn seine Selbstbehauptung und sein Durchsetzen erregten ihren Neid, ihre Konkurrenzsucht, und wurden unbarmherzig zerstört. Parallel dazu wurde von ihm erwartet, zum Heiler des Vaters zu werden, nicht nur dessen Blindheit, sondern auch dessen Demütigung und Scham zu beseitigen und zum großartigen Star zu werden. Doch ebensosehr wie der Neid der Mutter war es das Ressentiment des Vaters, das ihm keine Stärke, keinen Erfolg, kein, Selbstsein gönnte. Das war und ist eine heillose Zwickmühle, in der nur Versagen, Leiden, Schwäche einen scheinbaren Ausweg boten, wobei er mit dem schambeladenen Vater identifiziert und der mächtigen Mutter nahe sein konnte. Die masochistische Charaktereinstellung und die chronische Depression boten die notwendige Kompromißlösung.

Das Gewissen vertritt zwei Skalen der Bewertung und damit des Rechts; man soll zugleich stark und schwach sein, zugleich sich als Mitglied der Gemeinschaft unterordnen und sein Selbst unwesentlich machen, und man soll unabhängig, selbstvertrauend, tüchtig und verantwortungsvoll sein. In der ersten Skala des Rechts vermeidet man es, gegen die Rechte und die Integrität der Anderen zu handeln und damit zum „Verbrecher" zu werden, man beugt der Bestrafung vor oder beugt sich ihr, und man erringt das Lob des Gutseins für den geleisteten und immer wieder bekräftigten Selbstverzicht. Die Belohnung dafür ist in ihrem Kern Liebe. In der zweiten Skala erringt man sich Respekt und Ehre für die Selbstbehauptung und Selbstbestätigung, die Autonomie von Willensentschluß und Tatkraft, von Leistung und Macht. Man vermeidet es, schwach und abhängig, passiv und „faul" zu erscheinen, man darf kein Versager sein, man fürchtet sich vor der Gefahr der Unwichtigkeit, des Mangels an Respekt, des Verlustes der Anerkennung, und zuletzt der Unehre und der Schmach. Die Strafe zentral für die Verletzung des ersteren Wertsystems ist die Beraubung von Freiheit und körperlicher Integrität, die Strafe zentral für die Verletzung des letzteren ist Schimpf und Schande, Beschämung, Entehrung.

Oft werden für dieselbe Tat oder Haltung beide Skalen trotz ihrer inneren Gegensätzlichkeit gleichzeitig angewandt. Dieselbe Handlung wird sowohl zur Sünde wie zur Entehrung gestempelt, sowohl als Schwäche gebrandmarkt wie als eigenwilliges Verbrechen geahndet. – Sie ist sowohl Verletzung der Rechte der Anderen wie „Beschmutzung" der Ehre, des idealen Selbstbildes. Sie bringt Schuld wie Scham mit sich.

Einerseits finden wir einen Bereich der Innerlichkeit und des Innenwertes, der von niemandem von außen her, selbst nicht von anderen Teilen der eigenen Persönlichkeit verletzt werden darf. Erfolgt ein Eindringen in diesen Bereich von Integrität und Selbstrespekt, den Bereich der Würde, kommt es zur Reaktion der Scham und oft überdies zu heftigem Ressentiment – zu Wut und Rachsucht, gekoppelt mit dem Gefühl der Hilflosigkeit. Die Machtsphäre um eine Person ähnelt dem Territorium der Tiere. Eine Art innerer Grenze umschreibt diese Intimsphäre, die man nicht zeigen will.

Andererseits gibt es nun aber auch eine Art äußerer Grenze, über die hinaus man seine Macht nicht ausdehnen darf. Wenn man diese äußere Grenze, die die Rechte einer anderen Person oder der Gesellschaft als Ganzes umschreibt, so überschreitet, verletzt man deren Integrität, deren soziales Prestige und Macht; man kränkt sie und fügt ihr Schmerz zu. Der Überschreitende fühlt Schuld. Die innere Grenze könnte die Grenze der Privatheit genannt werden, die äußere die der Machtausdehnung und Geltung.

Das Schuldgefühl hält uns davon ab, mit unserer Machtausdehnung die Sphäre eines anderen verletzen zu lassen, während unser Schamgefühl den anderen davon abhält, unsere innere Grenze zu verletzen. Das Schuldgefühl setzt der Stärke Schranken; Scham verdeckt und verhüllt Schwäche. Das Schuldgefühl folgt der Ausdehnung der Macht

und gebietet ihr Einhalt. Scham wird durch die Verminderung der
Macht verursacht und sucht diesen Machtverlust innezuhalten. Ganz
allgemein können wir sagen, daß ein aggressiver Schritt, der den
anderen behelligt oder ihn überwältigt, Schuld in uns hervorrufen
kann und soll. Wenn ein Schritt der Zuwendung, der an sich überhaupt nicht als solches Eindringen gedacht war, nun eben als Aggression abgewehrt, mit Hohn abgewendet oder ignoriert wird, dann wird
dies zum Anlaß heftiger Beschämung und Schmach.

Die beiden Angstarten begrenzen also den Machtbereich. Scham-
angst markiert die Grenze, innerhalb derer man keinen Eindringling
dulden mag; Schuldangst signalisiert die Grenzen, die man selbst in
seinem Handeln mit Rücksicht auf die anderen nicht überschreiten
darf. Im Laufe der Entwicklung werden diese „Grenzen" und die
dazugehörenden Affekte teilweise verinnerlicht, aber sie behalten ihre
außerordentliche soziale Bedeutung. Eine gerade Linie führt von der
äußeren Gefahr zu inneren Gefahrensituationen, von der Furcht vor
dem Richter in der äußeren Realität zur Angst vor dem „inneren"
Richter.

Es gibt, wie Hugh Lloyd-Jones (1987) jüngst ausgeführt hat, keine
Kultur, „in der nicht beides, Schande und Schuld, eine Rolle spielt".
„So existierte selbst in der von Homer beschriebenen Welt das Wertgefüge, das seinen Mittelpunkt in der Ehre hatte, zusammen mit
einem Wertgefüge, das seinen Mittelpunkt in der Schuld hatte . . ." So
spielen in der Odyssee Gerechtigkeit und Schuld nicht weniger eine
Rolle als Schande und Ehre. „Hybris ist . . . das Ergebnis, wenn das
Streben nach Ehre zu weit getrieben wird, so daß Ehre verloren gehen
kann. Dike, Gerechtigkeit, wird über Hybris triumphieren, die etwas
Schändliches ist." „Daraus ergab sich, daß ‚Tugenden des Zusammen-
lebens' nicht weniger als ‚Tugenden des Wetteiferns' notwendiger-
weise wichtig waren."

Es ist der unlösbare Konflikt zwischen diesen beiden Idealen, die
sowohl dem Scham-Schuld-Dilemma wie oft der depressiv-masochistischen Problematik zugrundeliegt.

Ich schließe mit einem passenden Wort Nietzsches (1988): „Geist ist
das Leben, das selber ins Leben schneidet: an der eignen Qual mehrt
es sich das eigne Wissen, – wußtet ihr das schon? Und des Geistes
Glück ist dies: gesalbt zu sein und durch Tränen geweiht zum Opfer-
tier, – wußtet ihr das schon? – Ihr kennt nur des Geistes Funken: aber
ihr seht den Amboß nicht, der er ist, und nicht die Grausamkeit seines
Hammers!"

Zusammenfassung

Es gibt wohl keine Form klinisch wichtiger Depression, bei der sich nicht das Problem massiver Selbstkritik und Selbstverurteilung als zentral erweist, wo sich mithin Fragen von Scham und Schuld stellen. Besonders ist dies der Fall bei den Patienten, deren chronische Depression fast unbehandelbar schwer und therapieresistent ist, bei denen jede Besserung, jeder Erfolg überhaupt sogleich von einer neuen Verschlechterung gefolgt wird, in dem, was Freud als „negative therapeutische Reaktion" beschrieben und auf das Wirken unbewußter Schuld zurückgeführt hat. Alles Gute muß zerstört werden, da sie keinen Erfolg „verdienen", sich selbst gönnen können. Anhand eines Falles wird u. a. die dabei dynamisch wichtigen Grundgleichungen dargestellt: 1. Getrenntsein, ein Individuum mit eigenem Willen zu sein, ist absolut böse: Trennung = Verwundung und Tötung des anderen = tödliche Vergeltung durch den Anderen und damit eigenes Sterben = ungeheure Schuld. Jede Selbstbestätigung und jeder Erfolg bedeuten Getrenntsein, Trotz und damit etwas ganz Schlimmes. 2. ist Unterwerfung = Passivität = Abhängigkeit und Schwäche = Selbstverlust = Beschämung und Erniedrigung; solches Sichschämen ist aber der Preis, den man entrichten muß, um überhaupt geliebt zu werden. Diese pathologische Antithese ist eine Extremform der allgemein-menschlichen Doppelheit der Wertskalen: Das Gewissen vertritt 2 Skalen der Bewertung und damit des Rechts; man soll zugleich sich als Mitglied der Gemeinschaft unterordnen und sein Selbst unwesentlich machen, und man soll unabhängig, selbstvertrauend, tüchtig und verantwortungsvoll sein. Die Strafe zentral für die Verletzung des ersteren Wertsystems ist die Beraubung von Freiheit und körperlicher Integrität, die Strafe zentral für die Verletzung des letzteren ist Schimpf und Schande, Beschämung, Entehrung.

Literatur

Lewis HB (1971) Shame and guilt in neurosis. Int Univ Press, New York
Lewis HB (1987) Shame and the narcissistic personality. In: Nathanson DL (ed) The many faces of shame. Guilford, New York, pp 93–132
Lloyd-Jones H (1987) Ehre und Schande in der griechischen Kultur. In: Dihle A et al. (Hrsg) Antike und Abendland. De Gruyter, Berlin, 1–28
Modell AH (1984) Psychoanalysis in a new context. Int Univ Press, New York
Nietzsche F (1988) Also sprach Zarathustra. Kröner, Stuttgart (Auch Musarionausgabe (1925), München)
Wurmser L (1987) Flucht vor dem Gewissen. Analyse von Über-Ich und Abwehr bei schweren Neurosen. Springer, Berlin Heidelberg New York Tokyo

Wurmser L (1988) Die zerbrochene Wirklichkeit. Psychoanalyse als das Studium von Konflikt und Komplementarität. Springer, Berlin Heidelberg New York Tokyo

Wurmser L (1990) Die Maske der Scham. Die Psychoanalyse von Schamaffekten und Schamkonflikten. Springer, Berlin Heidelberg New York Tokyo

Wurmser L (1993) Das Rätsel des Masochismus. Schmerzenssucht und Gewissenszwang als Themen von Psychopathologie und Kultur. Springer, Berlin Heidelberg New York Tokyo

Diskussion

LEITUNG: PETER JORASCHKY

Diskutanten: PETER JORASCHKY, Erlangen
LÉON WURMSER, Towson

JORASCHKY:

Ich denke, der Vortrag steht für sich, auch für die Würde. Ich könnte mir vorstellen, daß viele, die sich weiter mit der Thematik beschäftigen wollen, auf die inzwischen vorliegende Trilogie „Die Flucht vor dem Gewissen", „Die zerbrochene Wirklichkeit" und „Die Maske der Scham" von Léon Wurmser zurückgreifen wollen. Hier werden viele ähnlich gelagerte Fälle geschildert, die deutlich machen, wie auch Analytiker Schwerstkranke mit großer Liebe und Hoffnung begleiten. Möchte jemand eine Frage stellen?

N.N.:

In der Analyse ist das Ziel, die Schamgrenze dauernd zu überschreiten, also zu „verletzen". Wie kann das heilsam sein?

WURMSER:

Die Antwort ist einfach: Indem man so taktvoll und diskret wie möglich ist. Das ist wirklich die ganze Kunst der Psychoanalyse, gerade bei den schwerkranken Patienten. Freud scheibt sehr viel darüber, wie die Psychoanalyse kränke. Es gibt ein schönes neues Buch von Helmut Junker über dieses Thema, „Freud in den Freudianern", über Freud als Kränker. Ich bemühe mich außerordentlich, eben nicht zu kränken in der Psychoanalyse, und ich glaube, das ist der gewaltige Durchbruch, den Freud selbst mit der Verschiebung von der Trieb- zur Abwehranalyse gemacht hat, beginnend etwa 1920, wobei er wenigstens theoretisch dafür plädierte, die Konflikte nicht von der Triebseite, sondern von der Angst-, damit auch der Schuld- und Schamseite

und der Abwehrseite anzugehen. In „Tat und Wahrheit" hat er eigentlich mit seiner Technik nicht das befolgt, was er theoretisch entdeckte.
Es waren Anna Freud und die Ich-psychologische Schule, speziell
Fenichel, die dort weitergearbeitet haben. Ich verdanke es besonders
Paul Gray, darauf ganz extrem zu achten. Aber ein negativer Effekt
davon ist die Länge der Analyse. Man bezahlt dafür. Man kann sehr
autoritär und rasch sein und vieles viel rascher bewältigen, aber damit
entsteht auch die Kränkung; und manche der tiefen Charakter-/Per-
sönlichkeitsprobleme, gerade diese sado-masochistische und die Über-
Ich-Problematik, können damit nicht erfolgreich behandelt werden.

Schlußwort

EBERHARD LUNGERSHAUSEN

Wir haben in diesem Symposium eine Art von Zusammenschau versucht und ich hoffe, daß dies gelungen ist. Das Thema der depressiven Verstimmung ist unter den verschiedensten Gesichtspunkten dargestellt worden und wir glauben, in den Beiträgen dieses Symposions eine ganze Reihe von Bausteinen erhalten zu haben, die es für uns in einer sinnvollen Reihenfolge zu verbinden gilt. Aus diesen Bausteinen – von denen es noch viele andere gibt, die während dieses Symposions nicht zur Sprache kommen konnten – wird man vielleicht eines Tages das Fundament zusammenfügen können, mit dessen Hilfe der Psychiater seine Arbeit und sein Handeln sicherer zu begründen vermag.

In dem gegenwärtigen Streit um die verschiedenen diagnostischen Systeme, die heute bei uns gebräuchlich sind oder bald gebräuchlich sein werden oder vielleicht auch schon bald wieder überholt sein werden, könnte die Befürchtung auftauchen, daß unter den verschiedenen Formen diagnostischer Manuals einiges verloren gehen könnte, was die große, klassische Psychiatrie schon einmal erworben hatte. Die Gefahr eines solchen Verlustes scheint mir dann jedoch geringer, wenn neben der diagnostischen Zuordnung, die unverzichtbar ist, gleich nach welchem System sie geschehen mag, wir uns eingedenk bleiben, daß hinter der Diagnose immer ein depressiver Mensch steht. Ein Mensch mit seinem eigenen, unverwechselbaren Schicksal. Derjenige, der in seiner depressiven Verstimmung unsere Hilfe sucht, ist jemand mit einer bestimmten Depression, die wir erkennen müssen, aber vor allem auch ein depressiver Mensch mit einem bestimmten Schicksal, das wir ergründen müssen. Und die jeweilige Einzigartigkeit dieses depressiven Schicksals erfordert eine Therapie, die sich in ihrem Gesamtplan an eben dieser Einzigartigkeit orientieren muß.

Menschliches Dasein bedarf eines gewissen Grundvertrauens, das der einzelne in sich selbst, in seinen Leib und in seine Welt setzt. Andererseits wird menschliches Dasein auch bestimmt vom Charakter des Sorgens, das immer die Existenz durchzieht und begleitet, sie gleichzeitig aber auch sichert. Dort aber, wo in der schweren depressiven Verstimmung dieses Grundvertrauen erschüttert, teilweise sogar aufgehoben ist, und anstelle des Sorgens nun Angst und hoffnungslose Verzweiflung tritt, dort leiden Menschen in einem Maße wie bei sonst kaum einer anderen psychischen Erkrankung oder Störung.

Wenn unser Symposium dazu beitragen konnte, ein wenig tiefer die Depression zu verstehen und ein wenig mehr von ihrer Therapie zu erfahren, dann hätte unser Symposion sein Ziel erreicht. Ich hoffe, daß dem so gewesen ist.

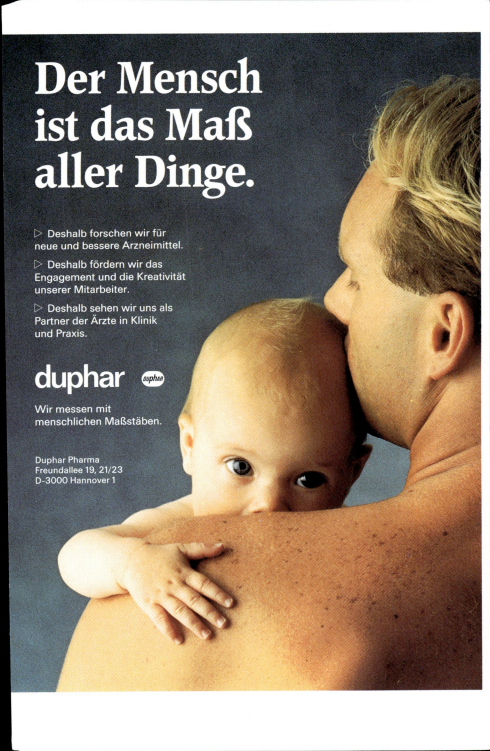

In der Reihe **duphar** *med communication*
sind bisher erschienen:

Band 1:
Ethik in der Psychiatrie
Wertebegründung – Wertedurchsetzung
W. Pöldinger, W. Wagner (Hrsg.) 1990

Band 2:
Serotonin –
Ein funktioneller Ansatz für die psychiatrische
Diagnose und Therapie?
K. Heinrich, H. Hippius, W. Pöldinger (Hrsg.) 1991

Band 3:
Phantasie und Wirklichkeit –
Fluvoxamin
H. Hippius, W. Pöldinger (Hrsg.) 1991

Band 4:
Aggression und Autoaggression
H.-J. Möller, H. M. van Praag (Hrsg.) 1992

Band 5:
Zwangsstörungen – Neue Forschungsergebnisse
Obsessive-Compulsive Disorders
New Research Results
I. Hand, W. K. Goodman, U. Evers (Hrsg.) 1992

Band 6:
Depression –
Neue Perspektiven der Diagnostik und Therapie
E. Lungershausen, P. Joraschky, A Barocka (Hrsg.) 1993